曹烨君　主编

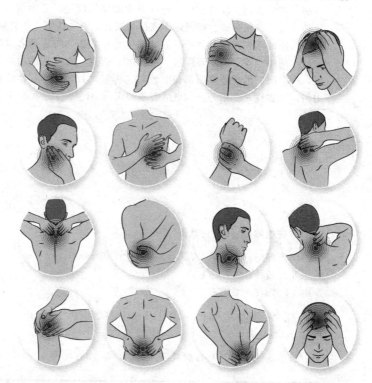

疼痛管理与合理用药

U0243525

化学工业出版社
·北京·

内容简介

《疼痛管理与合理用药》主要介绍疼痛基本概念，常见的急性疼痛、慢性疼痛，如创伤痛、烧烫伤痛、肾绞痛和输尿管绞痛、分娩痛、骨关节疼痛、腰背痛、骨质疏松疼痛、痛风，疼痛评估工具，镇痛药物，常见疼痛的药物治疗，镇痛药物的不良反应及神经阻滞等其他治疗方法，纠正患者对疼痛及其治疗药物存在的错误观念和理解误区。本书图文结合，力求帮助患者了解疼痛基础知识，学会向医生描述疼痛部位、性质、疼痛过程，了解规范化镇痛，掌握合理用药，以实现安全用药。本书适合各种疾病引起疼痛的患者阅读参考。

图书在版编目（CIP）数据

疼痛管理与合理用药/曹烨君主编.—北京：化
学工业出版社，2020.11
ISBN 978-7-122-37657-2

Ⅰ.①疼… Ⅱ.①曹… Ⅲ.①疼痛-诊疗②用药法
Ⅳ.①R441.1②R452

中国版本图书馆 CIP 数据核字（2020）第 165772 号

责任编辑：戴小玲
责任校对：王佳伟　　　　　　　　装帧设计：张　辉

出版发行：化学工业出版社（北京市东城区青年湖南街 13 号　邮政编码 100011）
印　　装：三河市延风印装有限公司
880mm×1230mm　1/32　印张 6½　字数 127 千字
2020 年 11 月北京第 1 版第 1 次印刷

购书咨询：010-64518888　　售后服务：010-64518899
网　　址：http：//www.cip.com.cn
凡购买本书，如有缺损质量问题，本社销售中心负责调换。

定　　价：39.00 元　　　　　　　　版权所有　违者必究

《"健康常州行——药师进万家"科普丛书》编委会

本书编写人员

主　　编：曹烨君（苏州大学附属常州肿瘤医院）

副 主 编：房灏（常州市第一人民医院）

审　　稿：姚澄（苏州大学附属常州肿瘤医院）

　　　　　薛宏波（苏州大学附属常州肿瘤医院）

　　　　　谢菡（南京大学医学院附属鼓楼医院）

　　　　　张程亮（华中科技大学同济医学院附属同济
医院）

美术绘图：张燕娜（苏州大学附属常州肿瘤医院）

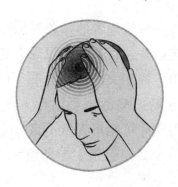

前　言

　　疼痛作为一种主观感受，它的出现是机体给予我们的防御性警示信号，提醒机体可能已经存在实质或潜在的损害。随着人口老龄化，慢性疼痛患者呈不断增加趋势，严重危害大众的身心健康。2003年欧洲疼痛联盟协会发起"国际镇痛日"，号召大众关注健康，远离疼痛。2004年国际疼痛研究协会把每年10月11日确定为"世界镇痛日"。免除疼痛是患者的权利，也是医务人员的专业所向。

　　临床上很多患者在就诊时往往不知道如何向医生描述疼痛，往往表达的是"就是很痛很痛"，因而正确的疼痛评估对于明确诊断以及后续针对性治疗尤为重要。本书向大家详细介绍了普通患者应该如何配合医护人员做好疼痛的评估，使临床医生更快更准确地判断病情，更好地解除患者的疼痛。

　　编者还曾遇到一位患者因关节痛而欲服用其妻子的癌痛镇痛药物，编者及时予以制止，并对他进行了相关用药知识普及。作为一名长期工作于临床一线的疼痛药物专业的临床药师，编者深知疼痛带给患者的痛苦感受，也了解很多患者对疼痛及其治疗药物普遍存在的错误观念和理解误区，深深觉得有必要编一本疼痛相关的科普丛书，让大众正确了解疼痛的发生原因、常见疼痛的主要治疗方法、疼痛药物的分类、疼痛治疗用药期间可能出现的不良反应等等。因此，在我们最敬爱的游一中教授引领主导和组织下，《疼痛管理与合理用药》应运而生了。

本书的出版离不开游主任的精心组织、全力协助，在此首先致以崇高敬意和深深的感谢！感谢审稿专家南京大学医学院附属鼓楼医院谢菡和华中科技大学同济医学院附属同济医院张程亮教授的辛苦付出、严格审核把关，让本书得以高效、高质量完成编写。感谢我的领导苏州大学附属常州肿瘤医院药剂科薛宏波主任在本书整个编撰过程中帮助协调各方面资源、事项，帮助编者全力以赴完成本次书稿。感谢我的同事张燕娜药师绘制了整书的插图。感谢苏州市立医院的石璐药师和山东省立三院的张明珠药师在本书编撰过程中给予的帮助。

作为一名疼痛药物专业的临床药师，我的理想就是，当您出现疼痛情况时，能在我们的专业指导下，合理用药，安全用药，远离疼痛，从容健康！

编者

2020 年 6 月

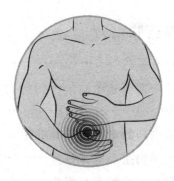

目　录

第三章 疼痛药物治疗

V

第四章　常见急慢性疼痛的治疗

第五章　特殊人群的镇痛用药

第六章　疼痛治疗中的常见认识误区

附录　了解临床药师

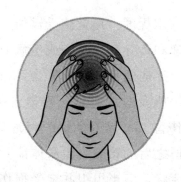

第一章　认识恼人的疼痛

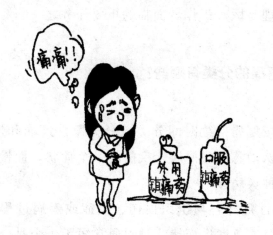

 什么是疼痛?

　　国际疼痛研究协会（IASP）给出的疼痛的定义是：疼痛是一种与组织损伤或潜在组织损伤相关的不愉快的主观感觉和情感体验。从其定义可知，疼痛是一种复杂的生理心理活动，是组织损伤的生理反应之一，它是人体机能的重要保护，当疼痛到达一定程度，痛觉感受器便开始发出信号，产生痛觉并进行传递和传导。当受伤或生病时，我们通常最先感知到的是疼痛，疼痛向身体发出警告，引起机体一系列防御性保护反应，提醒及时规避进一步损害或及时进行治疗，避免机体进一步伤害。世界卫生组织将疼痛定义为继心率、血压、呼吸和脉搏之后的第五大生命体征。

疼痛是一种症状，但当组织并未受损伤时出现疼痛，或组织损伤已痊愈但疼痛持续存在时，疼痛就是一种疾病。因此，如何减少患者痛苦的体验，提高患者的生活质量，良好的疼痛管理是医务工作者面临的重要任务之一。

 疼痛的分类有哪些?

（1）按疼痛持续时间分类　分为急性疼痛和慢性疼痛。当前临床认为急性疼痛属于疾病的一个症状，而慢性疼痛本身就是一种疾病。

① 急性疼痛：与组织损伤、炎症或疾病过程相关，持续时间短暂。急性疼痛持续时间通常短于 1 个月，如急性创伤/组织损伤、慢性疼痛急性发作和术后疼痛。若不能及早和充分有效治疗，可演变发展为慢性疼痛。

② 慢性疼痛：在原发疾病或组织损伤愈合后持续存在的疼痛。疼痛持续时间较长或间断性发作。疼痛持续时间≥3 个月。

（2）按病因及病理生理特点分类

① 创伤性疼痛：如外伤性疼痛。

② 炎症性疼痛：如骨关节炎、类风湿关节炎、强直性脊柱炎等等引发的疼痛。

③ 神经病理性疼痛：中枢、外周神经系统受损和功能紊乱引发的疼痛，主要表现为痛觉过敏、自发痛、痛觉超敏及感觉异常；以及三叉神经痛、带状疱疹后遗神经痛、糖尿病外周神经痛等等。

④ 心因性疼痛：心理障碍引起的疼痛，可伴失眠、多梦、困倦等其他心理障碍的表现。

⑤ 混合性疼痛：如术后疼痛往往既存在创伤性疼痛，而手术过程中神经末梢释放的炎症介质还可能引发炎症性疼痛，手术或创伤过程中对神经的损害或刺激还可能导致神经病理性疼痛。如癌痛既包括炎症性疼痛，还存在肿瘤压迫使组织缺血、肿瘤浸润周围器官、神经压迫及放化疗治疗引起的毒性等多种疼痛，是炎症性疼痛和神经病理性疼痛的混合性疼痛。

 急性疼痛是如何产生的？

急性疼痛通常属于伤害感受性疼痛，当我们的机体受到物理、化学或炎症刺激后会产生疼痛的痛觉信号，并通过神经传导以及大脑的处理分析而使我们的机体感知到疼痛。

 慢性疼痛是如何产生的？

慢性疼痛的产生除上述伤害感受性疼痛的传导过程以

外，还会产生以下表现：

① 脊髓敏化：伤害感受器经反复慢性刺激下可促使脊髓背角细胞发生病理性变化，合成多种神经递质触发脊髓敏化。

② 受损神经导致痛觉过敏和感觉异常：组织伤害中的受损神经可诱发异位放电，从而导致痛觉过敏和感觉异常。这也是部分慢性疼痛在组织损伤愈合后仍存在持续性疼痛的原因之一。

③ 痛觉传导的离子通道及受体异常：慢性疼痛发生过程中，痛觉传导离子通道和受体会发生异常变化，亦可导致痛觉过敏甚至痛觉超敏现象。

④ 中枢神经系统重构：慢性疼痛的发生过程中可产生"疼痛记忆"，表现为机体损伤治愈后疼痛依然持续，"疼痛记忆"会进一步影响认知行为和精神心理。

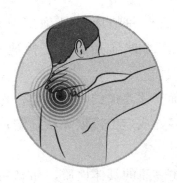

第二章　向医生正确描述疼痛

　为什么说疼痛评估很重要？

出现疼痛并不能"头痛医头，脚痛医脚"，发生疼痛的诱因有很多，而准确有效疼痛评估可以说是整个疼痛治疗过程的关键，并且需要持续进行。疼痛评估主要是指通过对疼痛过程中的各种影响因素、疼痛部位、疼痛强度、疼痛性质、疼痛发生的时间段和疼痛的持续时间进行综合评估，帮助临床医生鉴别引发疼痛的病因，明确诊断，并选择最合适的治疗方法和治疗药物，安全、有效、合理、快速地控制患者的疼痛。

　普通患者该如何配合医护人员做好疼痛评估？

普通患者在就诊时如能对疼痛描述得准确、详细，将有助于医生、护士和临床药师确定对症、有效的疼痛治疗方案，最适合的护理办法，更快速有效地缓解患者的疼痛。

（1）尽量准确描述疼痛的具体部位，疼痛位置确定为身体固定某一处、多处或定位模糊无法确定；疼痛位于浅表抑或深部。

（2）详细描述疼痛的具体性质，如刺痛、麻痛、撕裂样痛、刀割样痛、牵扯痛、灼烧样痛、电击样痛、压榨样痛、绞痛、酸痛、胀痛、钝痛等。

（3）向医护描述疼痛的过程，是否为间歇性发作或持续性，是否夜间加重；是否能清晰指出疼痛部位。

（4）向医护详细描述疼痛的程度，配合医护完善疼痛评估。临床最常用的程度评估办法详见下文。

 医生说的疼痛评分是什么？

医护人员根据病情、主诉症状及检查检验结果等等对患者进行全面综合疼痛评估后，除给出疾病相关诊断外，还会对患者疼痛程度进行量化评估评分（疼痛评分），并会根据诊断和疼痛评估评分给予针对性用药。

临床较全面的评估方法为简易麦吉尔疼痛问卷（McGill）（见表2-1），能比较完善全面地评估患者的疼痛情况，还可有助于鉴别各种疼痛综合征。

表 2-1　简易麦吉尔（McGill 疼痛问卷）

患者姓名：＿＿＿＿＿　　　日期：＿＿＿＿＿

Ⅰ.疼痛评级指数（PRI）的评估

	无痛	轻度	中度	重度

A.感觉项

	无痛	轻度	中度	重度
跳痛（throbbing）	0)＿＿	1)＿＿	2)＿＿	3)＿＿
刺痛（shooting）	0)＿＿	1)＿＿	2)＿＿	3)＿＿
刀割痛（stabbing）	0)＿＿	1)＿＿	2)＿＿	3)＿＿
锐痛（sharp）	0)＿＿	1)＿＿	2)＿＿	3)＿＿
痉挛痛（carmping）	0)＿＿	1)＿＿	2)＿＿	3)＿＿
咬痛（gnawing）	0)＿＿	1)＿＿	2)＿＿	3)＿＿
烧灼痛（hot-burning）	0)＿＿	1)＿＿	2)＿＿	3)＿＿
酸痛（aching）	0)＿＿	1)＿＿	2)＿＿	3)＿＿
坠胀痛（heavey）	0)＿＿	1)＿＿	2)＿＿	3)＿＿
触痛（tender）	0)＿＿	1)＿＿	2)＿＿	3)＿＿
劈裂痛（splitting）	0)＿＿	1)＿＿	2)＿＿	3)＿＿

感觉项总分：＿＿＿＿＿＿＿

B.情感项

	无痛	轻度	中度	重度
疲惫耗竭感（tiring-exhausting）	0)＿＿	1)＿＿	2)＿＿	3)＿＿
病恹样（sickening）	0)＿＿	1)＿＿	2)＿＿	3)＿＿
恐惧感（fearful）	0)＿＿	1)＿＿	2)＿＿	3)＿＿
受惩罚感（punishing-cruel）	0)＿＿	1)＿＿	2)＿＿	3)＿＿

情感项总分：＿＿＿＿＿＿＿

以上两项相加（S＋A）＝疼痛总分（T）＿＿＿＿＿＿＿

Ⅱ.视觉疼痛评分（VAS）

0　　　　　　　　　　　　　　　10

无痛　　　　　　　　　可能想象的最痛

Ⅲ.现在疼痛状况（PPI）

0　无痛（no pain）＿＿＿

1　轻痛（mild）＿＿＿

2　难受（discomforting）＿＿＿

3　痛苦烦躁（distressing）＿＿＿

4　可怕（horrible）＿＿＿

5　极度疼痛（excruciating）＿＿＿

研究者签名：＿＿＿＿＿　　　日期：＿＿＿＿＿

此外临床上还常用哪些比较简便快捷的疼痛评估方法？

临床上还常用的比较简便快捷的疼痛评估方法有口述评分法（VRS）、数字评分法（NRS）、视觉模拟评分法（VAS）。患者正确理解疼痛评估法，有助于医生及临床药师准确判断患者疼痛程度及疼痛情况。

口述评分法（VRS）适用于哪些患者？如何进行？

口述评分法（VRS）适合语言表达清晰的患者，可直接向医生和临床药师描述疼痛程度，如无痛、轻度疼痛、中度疼痛、重度疼痛、极度疼痛。通常影响夜间睡眠的疼痛属于中重度疼痛。口述评分法（VRS）参见表2-2。

表2-2　口述评分法（VRS）

疼痛程度	具体描述
轻度疼痛	安静平卧时不痛，翻身、咳嗽、深呼吸时疼痛，疼痛不影响睡眠
中度疼痛	安静平卧时有疼痛，影响睡眠，入眠浅
重度疼痛	持续疼痛，翻转不安，无法入睡，睡眠严重受干扰
极度疼痛	疼痛剧烈无法忍受，全身大汗

数字评分法（NRS）适用于哪些患者？如何进行？

数字评分法（NRS）即将疼痛程度用 0～10 分来表示，

0分代表无痛，10分代表最痛，患者通过数字向医生表达疼痛程度。参见图2-1。

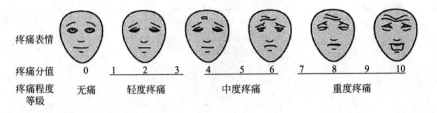

图 2-1　数字评分法（NRS）

 视觉模拟评分法（VAS）适用于哪些患者？如何进行？

视觉模拟评分法（VAS）即在一条长直线卡上两端分别标注数字0和10，0代表无痛，10代表最痛，由患者根据疼痛程度在直线卡上标定位置。参见图2-2。

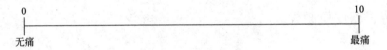

图 2-2　视觉模拟评分法（VAS）

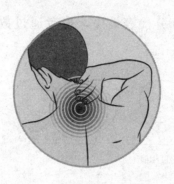

第三章　疼痛药物治疗

　疼痛的主要治疗药物有哪些?

疼痛的主要治疗药物有阿片类药物及中枢镇痛药、解热镇痛药、解痉药、抗抑郁药、抗惊厥药、肌松药、局部麻醉药、糖皮质激素。

　什么是阿片类药物及中枢镇痛药?

早在公元前 3 世纪,阿片类药物已经开始被应用于镇痛治疗,这是一类通过与人体外周、大脑、脊髓等中枢神经系统以及周围神经系统中特异性受体结合从而发挥镇痛作用的药物。阿片类药物镇痛作用强大有效,但其毒副作用和潜在成瘾依赖性限制了其应用,目前临床常用于术后疼痛、癌痛等中重度疼痛的治疗。阿片类药物使用不当或滥用均会造成

成瘾依赖。因此，阿片类药物大多被列入麻醉、精神药品管理，需要在正规医疗机构凭专用处方严格根据国家相关管理规定使用。

 阿片类药物如何分类？

（1）按来源可将阿片类药物分为天然阿片类（如吗啡、可待因等）、半合成阿片类衍生物（氢吗啡酮等）、人工合成阿片类（哌替啶、芬太尼等）。

（2）按照镇痛强度，可将阿片类药物分为弱阿片类和强阿片类。

① 弱阿片类：包括可待因、双氢可待因等。主要用于轻中度急慢性疼痛、癌痛的治疗。

② 强阿片类：包括吗啡、哌替啶、芬太尼、舒芬太尼、瑞芬太尼等等。主要用于中重度急慢性疼痛、癌痛、术后疼痛以及麻醉手术中使用。

 阿片类药物及中枢镇痛药的常用制剂有哪些？

阿片类药物及中枢镇痛药的常用制剂包括片剂（如盐酸吗啡片、磷酸可待因片、盐酸曲马多缓释片、硫酸吗啡缓释片、盐酸羟考酮缓释片等等）、注射剂（如吗啡、哌替啶、芬太尼、羟考酮、氢吗啡酮、布托啡诺等注射液）、贴剂（如芬太尼透皮贴、丁丙诺啡透皮贴等）、栓剂（如硫酸吗啡栓等）以及复方制剂，通常为阿片类药物或中枢镇痛药＋对乙酰氨基酚或非甾体抗炎药联合应用的口服制剂，如氨酚曲马多片（对乙酰氨基酚 325 毫克＋曲马多 37.5 毫克）、氨酚羟考酮片（对乙酰氨基酚 325 毫克＋羟考酮片 5 毫克）、洛芬待因片（布洛芬 0.2 克＋磷酸可待因 12.5～13 毫克）等等。其中贴剂经皮吸收，多由脂溶性高、小分子的药物制成，起效较慢，但维持血药浓度平稳，镇痛维持时间长。因为起效较慢，短期内剂量不易调整，不推荐透皮贴剂用于急性疼痛、术后疼痛。而栓剂经直肠给药，可减少肝脏首关消除效应，并降低胃肠道刺激，适用于不能口服的患者。

 临床上常用的阿片类药物主要有哪些？

临床上常用的阿片类药物主要有吗啡、哌替啶（杜冷丁）、羟考酮、芬太尼类、丁丙诺啡、可待因。阿片类药物及中枢镇痛药是中、重度急慢性疼痛治疗的首选药物。很多都是用于慢性癌痛患者的治疗，由于该类药物多具成瘾性，所以大多数被归为麻醉性镇痛药物管理。

（1）吗啡 是临床最常用的阿片类药物之一，常用于围术期镇痛及癌痛等中重度慢性疼痛的治疗。静脉注射即刻起效，肌内注射（肌注）1～5 分钟起效，口服起效比其他阿片类药物略慢，约 30～60 分钟起效，但镇痛时间较长（4～6 小时），缓释片可持续镇痛 12 小时。可通过口服、直肠、注射给药。除常见的恶心、呕吐、便秘等不良反应，其代谢产物 M3G 可致痛觉过敏、激惹、惊厥、肌阵挛、精神错乱等副作用；代谢产物 M6G 可致肾损害及出现过度镇静和呼吸抑制。吗啡还能诱导组胺释放，从而可致低血压和瘙痒等。吗啡制剂主要包括盐酸吗啡注射液、盐酸吗啡片、硫酸吗啡缓释片等。

（2）哌替啶（杜冷丁）　是人工合成的阿片类药物，口服生物利用度低，通常注射给药，镇痛作用较弱，为吗啡的十分之一，肌注 10 分钟起效，其脂溶性高，易通过血脑屏障，成瘾性大。代谢产物去甲哌替啶有神经毒性，在多次用药或肾功能不全患者，易引起蓄积，可能导致抽搐、震颤、致幻、精神错乱、惊厥等。还具有心脏副作用（直立性低血压、心肌抑制等）。鉴于其副作用，临床应用渐少，仅用于麻醉、人工冬眠及肾绞痛、胆绞痛等需要强效镇痛等，不推荐用于包括癌痛在内的慢性疼痛。常用制剂为杜冷丁注射液。

（3）羟考酮　镇痛作用比吗啡强，瘙痒、恶心、头晕、致幻等毒副作用少于吗啡，口服制剂生物利用度高于吗啡。其缓释片口服 1 小时内起效，持续镇痛 12 小时。羟考酮注射液主要用于围术期镇痛；羟考酮制剂主要包括盐酸羟考酮缓释片、盐酸羟考酮注射液、复方制剂（氨酚羟考酮片）等。

（4）芬太尼类药物　包括芬太尼、舒芬太尼、瑞芬太尼、阿芬太尼。芬太尼类药物的注射剂主要用于麻醉、围术期镇痛、患者自控镇痛及重症患者镇痛。芬太尼类药物起效快，除舒芬太尼外维持时间较短。其中芬太尼静脉注射 1 分钟起效，镇痛强度为吗啡的 50～100 倍，除注射剂外，常用剂型芬太尼透皮贴剂，因分子小，脂溶性高，透皮吸收好，但起效较慢，维持时间较长，通常首次贴皮后需要 6～12 小时起效，可维持 72 小时长效镇痛。其不良反应如恶心、镇静、便秘等少于吗啡、羟考酮等其他阿片类药物。常用制剂包括芬太尼透皮贴、枸橼酸芬太尼注射液等等。

（5）丁丙诺啡　口服生物利用度很低，可肌内注射、静脉注射剂经皮给药或舌下含服。舌下含片主要用于阿片成瘾者脱毒治疗，透皮贴剂主要用于癌性疼痛、烧伤痛、内脏痛等中重度慢性疼痛。丁丙诺啡透皮贴起效较慢（6～12 小时），但镇痛作用可维持 7 天，在开始用药或剂量调整期间，建议加用短效镇痛药物。可引起 Q-T 间期延长，不稳定型心脏病患者需慎用。常用制剂为丁丙诺啡透皮贴、盐酸丁丙诺啡舌下片。

（6）可待因　镇痛作用仅为吗啡的十分之一，口服约 30～45 分钟起效。其镇痛作用需要经肝脏代谢脱去甲基成为吗啡后起效。可待因经肾脏排泄，肾功能损害患者可能引发严重不良反应，故不建议使用。其镇痛作用弱，但镇咳作用迅速而强大，目前临床较少应用于镇痛，主要用于缓解严重咳嗽。常用制剂包括复方可待因口服溶液、磷酸可待因片等等。

 阿片类药物常见不良反应的特点有哪些?

阿片类药物不良反应的特点：常见于用药初期或过量用药时；不良反应发生及严重程度的个体差异大，需要逐渐调整剂量，以获得最佳用药剂量；积极预防性治疗可减轻或避免阿片类药物的不良反应。

阿片类药物的常见不良反应有哪些？

阿片类药物的常见不良反应有便秘，恶心、呕吐，嗜睡和过度镇静。

 如何预防阿片类药物导致的便秘？

便秘是阿片类药物最常见的不良反应之一，通常会持续存在于药物治疗全过程，不会随着用药时间延长而耐受；阿片类药物剂量的增加亦可能导致便秘。预防便秘的措施如下。

① 加膳食纤维（如粗粮、蔬菜水果等）和维持足够的液体摄入量，多饮水。

② 按摩腹部，适当运动，养成规律排便习惯，3 日未解大便即需要给予对症治疗。

③ 在使用阿片类药物长期治疗期间（如慢性疼痛、癌痛等等），建议预防性给予缓泻剂（如麻仁丸、番泻叶、通便茶等等）防治便秘。

 如何治疗阿片类药物导致的便秘？

① 评估便秘的原因及严重程度，尤其需要排除梗阻。

② 使用麻仁丸、番泻叶、通便茶等缓泻剂。中重度便

15

秘时可给予泻药，如乳果糖（杜密克）30～60 毫升/日；硫酸镁 30～60 毫升/日；比沙可啶肠溶片（便塞停）1～2片/日。

③ 如药物无法缓解，必要时可在医院由专业医生或护士实施灌肠。

④ 如果在通便药物使用后便秘仍无改善，可咨询临床医生或临床药师根据疼痛情况辅以其他辅助镇痛药物，减少阿片类药物的使用剂量。

 阿片类药物引起的恶心、呕吐有何特点？

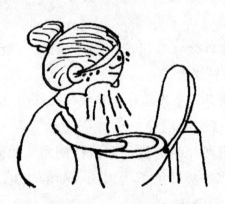

恶心、呕吐也是阿片类药物最常见的不良反应之一，通常发生于用药初期，女性、晕动史患者更易出现。一般在用药 3～7 天内可以逐渐产生耐受而缓解减轻。患者出现恶心、呕吐时，需要排除其他原因，如便秘，保持大便通畅可以缓解恶心、呕吐程度。肿瘤患者还需要排除脑转移、化疗、放疗、高钙血症等其他可能因素。

16

如何预防阿片类药物导致的恶心、呕吐？

便秘亦可导致恶心、呕吐的发生，用药期间需保持大便通畅。

初用阿片类药物第一周内，可预防性使用甲氧氯普胺（胃复安）等镇吐药物。

 如何治疗阿片类药物导致的恶心、呕吐？

（1）轻度恶心、呕吐　选用甲氧氯普胺、奥氮平、氯丙嗪和氟哌啶醇。

（2）重度恶心、呕吐　应按时给予镇吐药，必要时可加用糖皮质激素类药物如地塞米松，或采用 HT$_3$ 受体拮抗剂如格拉司琼、昂丹司琼等等。

（3）恶心、呕吐如持续 1 周以上仍未缓解，则需要降低阿片类药物的用量，更换给药途径或换用其他阿片类药物品种。

 阿片类药物引起的嗜睡及过度镇静有何特点？

（1）嗜睡和过度镇静是阿片类药物常见的中枢神经系统不良反应，伴有注意力分散、思维能力下降、表情淡漠等。

（2）可在给药一周时间后逐渐减轻。

（3）在合并使用镇静药物（如安定类）、或肿瘤患者伴有高钙血症、脑转移等情况会增加嗜睡及过度镇静的发生率。

 如何预防阿片类药物引起的嗜睡及过度镇静？

初次用药时，剂量不宜过高，剂量的调整幅度不宜过高，尤其是老年人需谨慎滴定用药剂量。

 如何治疗阿片类药物引起的嗜睡及过度镇静？

（1）根据疼痛情况辅以其他辅助镇痛药物，减少阿片类药物剂量；或每日总剂量不变，增加给药次数、减少单次给药剂量；或变更药物给药途径；或换用其他疼痛治疗药物。

（2）可适当给予茶、咖啡等调节，必要时可给予咖啡因、哌甲酯等中枢兴奋剂药物。

（3）若症状持续加重，则需要警惕药物过量。

 阿片类药物的其他不良反应有哪些？

阿片类药物的其他不良反应还有尿潴留、眩晕、瘙痒、呼吸抑制、精神错乱及中枢神经毒性反应等，发生率比较低，及时对症治疗即可。

 为什么阿片类药物会导致尿潴留?

　　阿片类药物可增加内脏平滑肌张力，导致膀胱括约肌张力增加而引发尿潴留。老年患者、伴有前列腺增生或肥大者、腰麻术后、合并使用镇静药物者，会增加尿潴留的发生风险。

 如何预防阿片类药物导致的尿潴留?

　　尽量避免同时使用镇静类药物可预防阿片类药物导致的尿潴留。

 如何治疗阿片类药物导致的尿潴留?

　　（1）诱导自行排尿，可采用流水诱导法（打开水龙头让患者听水流声音来诱导排尿）或温水热敷会阴部及膀胱按摩法。
　　（2）若诱导排尿失败，可考虑导尿。
　　（3）若尿潴留持续无法缓解，可考虑更换其他镇痛药物。

阿片类药物引起皮肤瘙痒常见于哪些患者?

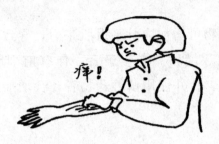

痒!

多见于皮脂腺萎缩的老年患者、皮肤干燥、黄疸或合并糖尿病者,使用阿片类药物可能出现皮肤瘙痒。

 如何预防阿片类药物导致的皮肤瘙痒?

阿片类药物致皮肤瘙痒的预防措施如下:

(1) 贴身衣物选择柔软纯棉制品。

(2) 注意皮肤卫生。

(3) 避免抓挠皮肤。

(4) 避免使用强碱性肥皂及其他刺激性外用物品。

 如何治疗阿片类药物导致的皮肤瘙痒?

(1) 轻度瘙痒可给予皮肤护理。

(2) 严重瘙痒可局部给予无刺激的止痒药物,如凡士林、尿素霜等润肤露。或口服 H_1 受体拮抗剂类抗组胺药物如茶苯海明、氯苯那敏（扑尔敏）、异丙嗪等等。但需注意这类药物可能增加阿片类药物导致的镇静作用，联用时需使用低剂量，并遵医嘱个体化调整给药剂量。

（3）瘙痒持续存在可考虑换用其他阿片类药物。

 阿片类药物引起眩晕常见于哪些患者?

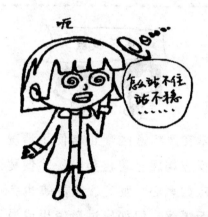

眩晕多发生于阿片类药物治疗初期，老年人、晚期肿瘤患者、体弱者、合并贫血者使用阿片类药物时更易发生眩晕。

 如何预防阿片类药物导致的眩晕?

预防阿片类药物导致的眩晕主要是控制初次给药剂量。初次给药剂量不宜过高。

如何治疗阿片类药物导致的眩晕?

（1）轻度眩晕可在用药数日后自行缓解。

（2）中重度眩晕则需要降低阿片类药物的剂量。严重者可考虑使用抗组胺类药物、抗胆碱类药物或镇静催眠药来减轻眩晕症状。如茶苯海明、美克洛嗪、艾司唑仑（舒乐安定）等等。

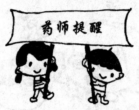

➤ 通常在严格遵医嘱正常使用情况下，阿片类药物的不良反应均属于可控范畴，除便秘外，多数常见的不良反应如恶心、呕吐、镇静等也会在用药数日后逐渐耐受而缓解。但如果过量使用或滥用则可能出现呼吸抑制等严重副作用。使用不当、滥用还可能致成瘾。因此，阿片类药物在使用期间需要严格遵医嘱，杜绝自行调整剂量，用药期间有疑问应随时咨询医生或临床药师以获取建议。

➤ 老年患者及肾功能不良者使用阿片类药物还可能出现精神错乱等中枢神经毒性反应，需引起重视。

中枢镇痛药——曲马多有哪些镇痛应用?

曲马多的镇痛强度相当于弱阿片类药物,常用于慢性疼痛的治疗。除激动阿片受体外,曲马多还有抑制去甲肾上腺素和5-羟色胺再摄取的作用,具有双重作用。因此,曲马多对神经病理性疼痛及癌痛有一定的疗效。其恶心、呕吐等不良反应发生率高,限制了其应用。常用制剂包括曲马多注射液和盐酸曲马多缓释片。

 曲马多的不良反应有哪些?

曲马多的不良反应主要有恶心、呕吐等胃肠道反应。长期应用亦具有一定的成瘾依赖风险。

 使用解热镇痛药镇痛的特点有哪些?

从1899年阿司匹林被发现到目前昔康类、昔布类新型非甾体抗炎药的广泛应用,解热镇痛药因为疗效确切,被广泛应用于如骨关节炎性疼痛等。解热镇痛药主要包括对乙酰氨基酚和非甾体抗炎药,其中非甾体抗炎药通过抑制环氧酶(COX)来阻断花生四烯酸转变成前列腺素,从而起到解热、镇痛、抗炎的作用,还具有抗风湿作用,但只能控制症状,不能根治和阻止病情进展。而对乙酰氨基酚抗炎作用较弱,只有解热、镇痛作用，但与非甾体抗炎药相比，对乙酰氨基酚不抑制血小板功能，对胃黏膜也没有刺激作用。

 解热镇痛药的临床应用主要包括哪些?

包括对乙酰氨基酚及非甾体抗炎药在内的解热镇痛药在临床上广泛应用于骨关节炎和肌肉软组织酸痛等骨骼肌肉痛、偏头痛、经期疼痛、围术期镇痛、肾绞痛、癌痛等急、慢性疼痛的治疗。可根据疼痛强度、疼痛部位、性质等选择外用凝胶剂、贴膏、口服或注射等不同剂型和不同品种。轻中度疼痛可首选口服对乙酰氨基酚或非甾体抗炎药外用凝胶、贴膏等。中重度疼痛在单用非甾体抗炎药效果不佳时，可根据疼痛综合评估选择其他不同机制的镇痛药物，如抗抑郁药度洛西汀及抗惊厥药或曲马多等阿片类药物等。

 解热镇痛药的常见分类有哪些?

解热镇痛药的常见分类如下。

(1) 对乙酰氨基酚　有解热、镇痛作用，无抗炎作用，对胃肠道及血小板功能的影响较小。常用于退热或如偏头痛、骨骼肌肉痛、牙痛、痛经等轻中度疼痛的治疗。常用口服制剂如片剂、胶囊等。注射剂型为丙帕他莫，可水解产生对乙酰氨基酚而起效。通常建议日剂量不超过 2 克，也可与非甾体抗炎药、曲马多或阿片类药物合用，联合用药时日剂量不得超过 1.5 克。

（2）经典非甾体抗炎药（非选择性 NSAIDs）　经典非甾体抗炎药同时抑制 COX-1 和 COX-2，在产生解热、镇痛、抗炎作用的同时，可能破坏对胃黏膜产生保护作用的前列腺素，从而可能会引发胃黏膜损伤；此外还可能存在血小板抑制作用。经典非甾体抗炎药主要包括布洛芬（芬必得）、氟比洛芬酯、洛索洛芬钠、酮咯酸、酮洛芬、萘普生、吲哚美辛（消炎痛）、依托度酸、双氯芬酸钠（英太青）、美洛昔康等等。其中双氯芬酸钠对 COX-2 具有一定选择性，美洛昔康对 COX-2 的选择性具有剂量依赖性，在小剂量 7.5 毫克时对 COX-2 选择性较高，而剂量为 15 毫克时选择性较低。

（3）选择性 COX-2 抑制剂　选择性 COX-2 抑制剂主要阻断炎症部位 COX-2 的活性，对生理性表达的 COX-1 影响较小，与非选择性 NSAIDs 相比，其对消化道黏膜的刺激较小，对血小板的影响较小。常用的包括塞来昔布（西乐葆）、依托考昔、帕瑞昔布钠等。

（4）复方制剂　对乙酰氨基酚和非甾体抗炎药与其他药物（阿片类、曲马多等）联用时可以增加疗效，减少单药的不良反应。常用于镇痛的复方制剂包括氨酚曲马多片/胶囊、氨酚羟考酮片、洛芬待因片、氨酚待因、氨酚氢可酮（对乙酰氨基酚 500 毫克和氢可酮 5 毫克）。

 临床常用于镇痛的非甾体抗炎药主要有哪些？

临床常用于镇痛的非甾体抗炎药见表 3-1。

疼痛管理与合理用药

表 3-1　临床常用于镇痛的非甾体抗炎药

药物	疼痛适应证	用法	备注
对乙酰氨基酚	轻中度疼痛,如偏头痛、骨关节疼痛、肌肉痛、牙痛、月经痛	0.5 克/次,间隔4~6 小时 1 次。24 小时不超过 4 次。缓释片:0.65 克,每 8 小时 1 次,24 小时不超过 3 次	通常每日总剂量不超过 2 克
布洛芬	轻中度疼痛,如腱鞘炎、滑囊炎、肩痛、肌肉痛、运动损伤性疼痛、牙痛、月经痛、头痛及骨关节炎等关节肿痛等	0.2~0.8 克/次,可间隔 4~6 小时 1次,24 小时内不超过4 次	镇痛每日最大剂量 2.4 克
酮洛芬	轻中度疼痛,如关节痛、肌肉痛、偏头痛、头痛、月经痛、牙痛等	50~75 毫克/次,一日 3 次	
双氯芬酸	用于骨关节炎、风湿软组织性疼痛、牙痛、月经痛、头痛、术后、创伤后疼痛等	50~75 毫克/次,一日 2~4 次	镇痛作用强于吲哚美辛、萘普生、阿司匹林等 NSAIDs
吲哚美辛	痛风、关节炎、偏头痛、月经痛、术后疼痛、创伤性疼痛等	口服:25 毫克/次,一日 2~3 次。纳肛:100 毫克/次,一日 1 次,每日不得超过 200 毫克	不良反应众多,老年人及14 岁以下不推荐应用

药物	疼痛适应证	用法	备注
酮咯酸	通常用于需要阿片类水平镇痛级别的急性疼痛的短期应用。不推荐用于慢性疼痛、轻度疼痛	口服:10毫克/次,4~6小时1次,最大口服剂量不超过40毫克/24小时,连续用药不超过5日。注射给药:请遵医嘱	孕妇、哺乳期禁用。老年人减量
萘普生	用于轻中度疼痛如关节痛、肌肉痛、偏头痛、牙痛、月经痛、头痛等	0.25克/次,每日2~4次,首剂可加倍。或0.5克/次,每日2次	在NSAIDs中具有心脏保护作用,心血管风险者可优先选择萘普生
氟比洛芬酯	用于类风湿关节炎、骨关节炎、强直性脊柱炎、软组织损伤及其他轻中度疼痛。注射液可用于术后疼痛、癌痛	口服:0.2克,一日1次,晚餐后服用。静脉注射:每次50毫克,缓慢静脉注射	—
美洛昔康	用于类风湿关节炎、强直性脊柱炎、骨关节炎等	7.5~15毫克/次,一日1次,最大剂量15毫克/日	—
塞来昔布	用于骨关节炎、类风湿关节炎、强直性脊柱炎及其他轻中度急性疼痛	100~200毫克/次,每日1~2次。急性疼痛首剂可用400毫克,必要时再加200毫克。随后200毫克/次,每日2次	—

药物	疼痛适应证	用法	备注
依托考昔	用于骨关节炎及急性痛风性关节炎	骨关节炎:30～60毫克/次,一日1次,最大剂量60毫克/日。痛风性关节炎:120毫克/次,一日1次,最大剂量120毫克/日	用于痛风性关节炎只适用于急性发作期,连续使用不超过8日
洛索洛芬钠	用于类风湿关节炎、骨关节炎、腰痛症、肩周炎、颈肩腕综合征、牙痛、术后疼痛、创伤性疼痛等	60毫克/次,每日3次。临时用于镇痛时可用60～120毫克	作用强于萘普生、吲哚美辛、酮洛芬。空腹不得服用
依托度酸	用于骨关节炎、类风湿关节炎等疼痛	200～400毫克/次,每日3次,每日最大剂量1.2克	—
萘丁美酮	用于包括类风湿关节炎、强直性脊柱炎、骨关节炎、银屑病关节炎、痛风性关节炎、赖特综合征等急慢性炎症性关节炎;肩周炎、颈肩综合征、网球肘、纤维肌痛、腰肌劳损、椎间盘突出、肌腱炎、滑膜炎、腱鞘炎等软组织风湿病;运动性软组织损伤、术后疼痛、外伤性疼痛、月经痛、牙痛等	1.0克/次,一日1次(餐后服用)每日最大剂量2克,分次服用	—

解热镇痛药的常见不良反应有哪些?

解热镇痛药的常见不良反应有胃肠道不良反应、肝肾毒性、血液系统损害。

 解热镇痛药的胃肠道不良反应有哪些?

胃肠道不良反应是非甾体抗炎药最常见的不良反应,包括上腹部不适及隐痛、恶心、呕吐、嗳气等,严重者可出现消化道溃疡、胃出血甚至穿孔。

选择性 COX-2 抑制剂(如塞来昔布、美洛昔康等等)及对乙酰氨基酚对胃肠道刺激较小,此外,布洛芬、双氯芬酸钠、尼美舒利等胃肠道反应程度相对较轻,吲哚美辛(消炎痛)、酮咯酸、酮洛芬、氟比洛芬酯、吡罗昔康等胃肠道刺激性较大。

 胃肠道不良反应的高风险因素有哪些?

高龄(>65 岁)、HP 感染、既往有溃疡等消化道病史、大剂量 NSAIDs 的使用、同时服用阿司匹林、抗凝剂、糖皮质激素等药物。此外合并心脑血管疾病、肾病、有吸烟史以及长期用药均可能增加 NSAIDs 引发胃肠道不良反应的风险。

如何预防胃肠道不良反应?

当存在胃肠道不良反应风险时,可遵医嘱根据风险级别考虑选择性 COX-2 抑制剂或加用米索前列醇或 PPI 制剂(如奥美拉唑、泮托拉唑、雷贝拉唑等)预防胃肠道不良反应。

 哪些情况下应用解热镇痛药可能导致肝肾毒性?

在联合应用利尿药或反复尿路感染者、联合应用 ACEI 类(如卡托普利、依那普利等)或 ARB 类(缬沙坦、厄贝沙坦等)心血管治疗药物者,非甾体抗炎药引起肾损害的风险较高。长期口服非甾体抗炎药的患者发生肾脏疾病的风险时普通人群的 2.1 倍。非甾体抗炎药还能增加氨基糖苷类、两性霉素 B、羟乙基淀粉及造影剂的肾毒性,需避免联合应用。

长期应用非甾体抗炎药或对乙酰氨基酚可导致肝脏毒性,引发肝损害。

 解热镇痛药的血液系统损害有哪些?

非甾体抗炎药可抑制血小板聚集,延长出血时间。还可能引起血液系统损害,包括血细胞减少和缺乏等,发生率不高。

非甾体抗炎药的不良反应还有哪些?

非甾体抗炎药还可能导致高血糖或影响降糖药物的药效。可还会出现皮疹、瘙痒、荨麻疹、光敏反应、哮喘、血管神经性水肿等过敏反应。

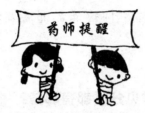

药师提醒

➢ 需要特别注意的是，对乙酰氨基酚和非甾体抗炎药的镇痛作用存在天花板效应（封顶效应），即达到一定的镇痛强度后，即使再增加剂量，镇痛效果不会增加，反而会增加不良反应发生率。患者应用包括对乙酰氨基酚在内的非甾体抗炎药时，需严格遵医嘱或咨询临床药师，不得自行增加剂量或给药次数，确保安全用药。

➢ 不建议长期应用非甾体抗炎药。

➢ 避免同时使用两种非甾体抗炎药。

➢ 治疗前后应定期检查血常规、尿常规、肝功能、肾功能，如出现明显的胃肠道不适或大便颜色变黑等症状，应及时就医检查。

解痉药主要用于哪些疼痛的治疗？

解痉药是内脏痛的治疗药物之一，许多消化系统疾病如急性胃肠炎、胃十二指肠溃疡、肠易激综合征、功能性消化不良及胆胰疾病等引发的腹痛，肾和输尿管结石引发的泌尿系统痉挛性疼痛，以及胃肠道内镜检查、内镜造影剂及其他影像学检查引起的痉挛性疼痛，都需要使用解痉镇痛药来治疗。

 解痉药的常见分类都有哪些？

按作用机制将解痉药分为抗胆碱药、钙通道阻滞药、纯平滑肌解痉药和其他类型解痉药。

 抗胆碱药中用于镇痛的常用药物有哪些？

抗胆碱药中的常用药物有非选择性抗胆碱药［阿托品、山莨菪碱（654-2）和氢溴酸东莨菪碱］和选择性抗胆碱药（溴丙胺太林、哌仑西平）。

 抗胆碱药镇痛的作用机制是什么？

抗胆碱药可通过竞争性结合 M 胆碱能受体，松弛胃肠道及胆道平滑肌，缓解痉挛性腹痛。

 用于镇痛的非选择性抗胆碱药主要有哪些？

对 M 胆碱受体的各亚型无选择性，主要包括传统的抗胆碱药阿托品、山莨菪碱（654-2）和氢溴酸东莨菪碱。其中阿托品和山莨菪碱能通过血脑屏障，存在中枢神经系统不良反应，临床应用受限。

 在镇痛治疗中，如何应用阿托品？

阿托品可解除平滑肌痉挛（包括血管痉挛，可改善微循环），还可抑制腺体分泌。可缓解肾绞痛，但对胆绞痛的疗效差。

用法用量：口服，1 毫克/次，每日 3 次；皮下注射、静脉注射，0.5～1 毫克/次，最大不超过 2 毫克/次。

 阿托品的不良反应有哪些？

阿托品的不良反应有口干、眩晕、视物模糊、心率加快、尿潴留等，严重者可出现瞳孔散大、皮肤潮红、烦躁、谵妄、惊厥等。

阿托品的禁忌证有哪些?

前列腺肥大、增生者,青光眼禁用。

 在镇痛治疗中,如何应用山莨菪碱(654-2)?

山莨菪碱(654-2)镇痛的作用与阿托品类似,其外周抗胆碱作用明显,可解除胃肠道平滑肌痉挛性绞痛,作用弱于阿托品;还可解除小动脉痉挛,改善微循环和眼循环。其中枢不良反应轻于阿托品。可用于肾绞痛及胃肠道平滑肌痉挛性疼痛。

用法用量:口服,5~10毫克/次,每日3次;肌注或静脉滴注,5~10毫克/次。

 山莨菪碱(654-2)的不良反应和禁忌证有哪些?

山莨菪碱(654-2)的不良反应及禁忌证同阿托品。

 在镇痛治疗中,如何应用丁溴酸东莨菪碱?

可拮抗平滑肌 M 胆碱受体,较少产生拟胆碱作用,还部分拮抗 N 胆碱受体,调节自主神经,辅助解痉镇痛。不通过血脑屏障,中枢神经系统不良反应较少。对平滑肌痉挛

34

作用强，可选择性抑制胃肠道平滑肌痉挛并抑制其蠕动，对胆道、泌尿道、生殖道平滑肌均有解痉镇痛作用，可用于急慢性痉挛性腹痛，缓解各种病因引起的胃肠道痉挛、胆绞痛、肾绞痛及胃肠道功能亢进。

由于丁溴酸东莨菪碱的不良反应和禁忌证仍较多，故临床应用受限，主要是短期对症治疗。

用法用量：肌内注射、缓慢静脉注射，10～20 毫克/次，或 10 毫克/次，间隔 20～30 分钟后再加 10 毫克。

 丁溴酸东莨菪碱的不良反应有哪些?

丁溴酸东莨菪碱的不良反应有口干、嗜睡、视物模糊、瞳孔散大。

 丁溴酸东莨菪碱的禁忌证有哪些?

青光眼、前列腺肥大慎用。严重心脏病、器质性幽门狭窄或麻痹性肠梗阻禁用。老年人尤需注意心脏病及前列腺肥大。

 在镇痛治疗中，如何应用溴丙胺太林?

选择性抑制胃肠道平滑肌，作用强而持久，可解除胃肠道及胆胰平滑肌痉挛，减少胃液及黏蛋白分泌。不易通过血脑屏障，中枢不良反应较少。主要用于胃肠痉挛性疼痛。

疼痛时口服 15 毫克/次，必要时 4 小时后可重复一次。

 溴丙胺太林的不良反应有哪些？

溴丙胺太林的不良反应有口干、面红、视物模糊、尿潴留、便秘、头痛、心悸等。减量或停药后可消失。

 溴丙胺太林的禁忌证有哪些？

出血性疾病、术前、尿潴留、前列腺肥大、青光眼及哺乳期禁用。

 在镇痛治疗中，如何应用哌仑西平？

选择性 M 胆碱受体拮抗剂，对胃黏膜的 M_1 受体高度亲和力，常规剂量下仅抑制胃酸分泌，不通过血脑屏障，不影响中枢神经系统。用于胃十二指肠溃疡、应激性溃疡、急性胃黏膜出血及胃泌素瘤等。

用法用量：口服 25～50 毫克/次，每日 2 次，早晚饭前半小时服用。

哌仑西平的不良反应有哪些?

哌仑西平的不良反应有轻度口干、眼睛干燥、视力调节障碍等较轻微，停药后会消失。

 哌仑西平的禁忌证有哪些?

妊娠期、青光眼、前列腺肥大禁用。

常用的用于镇痛的纯平滑肌解痉药有哪些?

常用的用于镇痛的纯平滑肌解痉药主要是间苯三酚。

纯平滑肌解痉药镇痛的作用机制是什么?

它直接作用于胃肠道和泌尿生殖道平滑肌，不具有抗胆碱作用，解除平滑肌痉挛同时不会出现抗胆碱副作用，不引起低血压、心率加快、心律失常、尿潴留、视物模糊等症状，对心血管系统无影响。无镇静作用，不会掩盖急性腹痛引起的其他症状。抑制胃肠道、胆道、尿道、子宫平滑肌收缩，只作用于痉挛的平滑肌，解痉镇痛，对正常平滑肌影响极小，对前列腺增生患者无影响。

在镇痛治疗中，如何应用间苯三酚？

临床主要用于消化系统或胆道功能障碍引起的急性痉挛性疼痛；急性痉挛性尿道、膀胱、肾绞痛；妇科痉挛性疼痛等。

用法用量：肌内或静脉注射，40～80 毫克/次，每日40～120 毫克；静脉滴注，每日剂量可达 200 毫克，溶于5％或 10％葡萄糖中滴注。

 ## 间苯三酚的不良反应有哪些？

间苯三酚较少出现过敏反应，如皮疹、荨麻疹等等。

 ## 用于镇痛的其他类型解痉药还有哪些？

用于镇痛的其他类型解痉药还有屈他维林、钙通道阻滞药、利胆药硫酸镁、α受体阻滞药坦索罗辛、黄体酮。

（1）屈他维林　为磷酸二酯酶抑制剂，可舒张平滑肌，解除痉挛，可用于胆结石、肾结石、胃肠道平滑肌痉挛的辅助治疗，还可用于子宫痉挛、痛经等女性生殖系统疾病的治疗。

（2）钙通道阻滞药　主要包括尼群地平、硝苯地平、维拉帕米等，可阻滞钙离子内流进入细胞内，降低细胞内钙离子浓度，松弛平滑肌，解除平滑肌痉挛，胆绞痛、肾绞痛等有一定作用，详见第四章胆绞痛、肾绞痛章节。

（3）利胆药硫酸镁　松弛输尿管平滑肌，抑制平滑肌痉挛并具有中枢镇静镇痛作用，详见第四章胆绞痛、肾绞痛。

（4）α受体阻滞药坦索罗辛　能缓解输尿管平滑肌痉挛，扩张输尿管管腔，对输尿管下端排石效果较好，详见第四章胆绞痛、肾绞痛。

（5）黄体酮　作用于β受体，抑制平滑肌收缩，对镇痛和排石有一定疗效。

 为什么抗抑郁药物可用于疼痛的治疗？

慢性疼痛的患者，常常伴有焦虑、睡眠障碍、轻度抑郁等情况，而部分抗抑郁类药物不仅可以缓解患者焦虑、抑郁的情绪，还能通过阻断去甲肾上腺素和5-羟色胺通路起到辅助镇痛作用，镇痛的同时改善患者睡眠，提高患者整体生活质量。

 目前临床最常用于辅助镇痛治疗的抗抑郁药物有哪些？

目前临床最常用于辅助镇痛治疗的抗抑郁药物主要包括三环类抗抑郁药（如阿米替林等）、5-羟色胺和去甲肾上腺素再摄取抑制药（如度洛西汀、文拉法辛等）。

 在镇痛治疗中，如何应用阿米替林？

用于癌痛、神经病理性疼痛（如带状疱疹后遗神

39

经痛、三叉神经痛、纤维肌痛、痛性糖尿病周围神经病变等）的辅助镇痛治疗，还可用于偏头痛的预防和治疗。

首剂 12.5～25 毫克，睡前服用，根据疼痛控制情况及患者耐受情况，可在 5～7 日内缓慢增加剂量至疼痛缓解，通常每日最大剂量不超过 150 毫克。

 ## 阿米替林的不良反应有哪些？

（1）用药初期可能出现抗胆碱能反应，如多汗、口干、视物模糊、排尿困难、便秘等。

（2）中枢神经系统不良反应包括嗜睡、震颤、眩晕，可能出现直立性低血压，老年人尤须注意。偶见癫痫发作、骨髓抑制、中毒性肝损害等。

（3）阿米替林存在心脏毒性，可导致窦性心动过速、心室异位搏动、心肌缺血甚至心源性猝死。

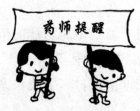

药师提醒

➤ 严重心脏病、近期心肌梗死病史者禁用。心脏传导异常、缺血性心脏病者避免使用。

➤ 癫痫、青光眼、甲状腺功能亢进症（甲亢）、尿潴留、肝损害、对三环类药物过敏者禁用。

➤ 6岁以下儿童禁用。老年人肝肾功能下降，对药物敏感性增加，应慎用。

➤ 避免与单胺氧化酶抑制剂联用，会增加不良反应发生（需间隔两周以上）。避免与舒托必利、奎尼丁等药物联用，可能增加室性心律失常风险。

➤ 阿米替林有抗胆碱作用和镇痛作用，存在跌倒风险，65岁以上老年人应慎用，每日剂量不超过75毫克。

➤ 阿米替林等三环类抗抑郁药剂量超过100毫克/日时心脏猝死风险增加。

➤ 阿米替林不良反应众多，存在与许多药物的相互作用，建议用药前咨询医生或临床药师，并定期复诊。

 在镇痛治疗中，如何应用度洛西汀？

主要用于痛性糖尿病周围神经病变，纤维肌痛、化疗所致的周围神经病变性疼痛等神经病理性疼痛，以及慢性肌肉骨骼疼痛。度洛西汀可以在镇痛的同时，缓解患者焦虑情绪，改善睡眠。

起始剂量 30 毫克/日，一周后调整为 60 毫克/日，可一次或分两次服用。最大剂量 120 毫克/日。肾功能不良者建议降低起始剂量。

 度洛西汀的不良反应有哪些?

度洛西汀的不良反应有恶心、口干、便秘、食欲下降、疲乏、嗜睡、出汗、体重增加、血压升高等。度洛西汀有肝脏毒性，可致转氨酶、胆红素升高，故肝功能不良者避免应用。

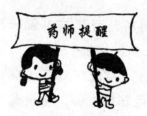

药师提醒

➤ 度洛西汀用药期间避免饮酒，因为可能导致肝脏损害。

➤ 用药期间避免联合应用抗血小板药（如阿司匹林）、口服抗凝药（如华法林）、非甾体抗炎药，因为可致出血风险增加。

➤ 避免与单胺氧化酶抑制剂联用，会增加不良反应的发生风险（若不可避免联用，则需间隔两周以上）。

度洛西汀可引起血压升高，高血压患者须慎用。

在镇痛治疗中，如何应用文拉法辛？

文拉法辛用于癌痛、神经病理性疼痛（如痛性糖尿病周围神经病变）的辅助镇痛治疗。

起始剂量 37.5 毫克/日，随餐服用，可根据镇痛效果和耐受情况，在随后的 3～5 日逐渐增加剂量，每次增加 37.5 毫克，直至 150～225 毫克/日。

 文拉法辛的不良反应有哪些？

文拉法辛的不良反应有恶心、呕吐、口干、腹泻、畏食等胃肠道不适，头晕、头痛、嗜睡、震颤、剂量相关性高血压等等。

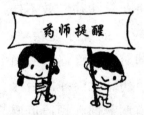

➢ 用药期间避免联合应用口服抗凝药（如华法林），因为可致出血风险增加。

➢ 用药期间需监测血压。

➢ 老年人应慎用。

➢ 避免与单胺氧化酶抑制剂联用，因为会增加不良反应的发生（若不可避免联用，则需间隔两周以上）。

对于抗抑郁类药物的药师建议：

应用抗抑郁药类药物时，都需严格遵医嘱服用，从小剂量开始，逐渐增加剂量至最佳镇痛疗效，并最大限度地降低药物所致的不良反应；当疼痛稳定控制后，不可骤然停药，亦需严格遵医嘱缓慢减量直至停药，否则可能出现反跳性不良反应。如果需要长期应用，建议及时至正规医疗机构门诊就诊。

 为什么部分抗癫痫、抗惊厥类药物可用于疼痛的治疗？

包括带状疱疹后遗神经痛、痛性糖尿病周围神经病变、三叉神经痛、纤维肌痛等多种神经病理性疼痛，使用普通镇痛药物如非甾体抗炎药等往往疗效不佳，使用阿片类药物也存在不敏感，需要较高剂量才能缓解。而既往应用于抗癫痫、抗惊厥的药物却对这类疼痛有明确的疗效，常作为辅助镇痛药物，用于神经病理性疼痛的治疗。镇痛常用的抗惊厥药物主要包括钠通道调节剂和钙通道调节剂。

 常用于疼痛治疗的钙通道调节剂主要有哪些？

常用于疼痛治疗的钙通道调节剂主要有加巴喷丁、普瑞巴林。

在镇痛治疗中，如何应用加巴喷丁？

用于治疗带状疱疹后遗神经痛、痛性糖尿病周围神经病变、三叉神经痛、纤维肌痛、痛性多发神经病、中枢性疼痛、围术期镇痛、吉兰-巴雷综合征和多发性硬化症的镇痛治疗。

首剂0.3克，建议睡前服用，以免出现头晕、嗜睡等情况。

第二日0.6克，分2次服用。

第三日起每日0.9克，分3次服用。

随后可根据患者疼痛控制情况及耐受情况，逐渐缓慢在2周内增量至1.8克，分3次服用。

 加巴喷丁的不良反应有哪些?

加巴喷丁的不良反应有头晕、嗜睡、头痛、共济失调、恶心、呕吐、体重增加、血糖异常、畏食、眼球震颤等。

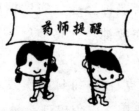

药师提醒

➤ 老年人肾功能减退，应用时须减量。

➤ 胰腺炎患者禁用。

➤ 糖尿病患者用药期间应严密监测血糖。

> ➤ 肾功能损害患者应减量应用。

> ➤ 用药期间禁止饮酒，以免增加中枢系统不良反应。

> ➤ 避免与含镁、铝的抗酸药 [如铝碳酸镁（达喜）等] 药物联用，因为会降低加巴喷丁的疗效，故建议在服用抗酸药物 2 小时后服用。

> ➤ 避免与含月见草油、银杏的药物联用，可能会引发惊厥、癫痫发作。

> ➤ 应用加巴喷丁等抗惊厥药物时需要遵循夜间起始（即睡前服用）、逐渐增量的原则，以避免出现头晕、嗜睡等情况；同时还需缓慢减量，不可骤然停药，以避免出现反跳惊厥。

 在镇痛治疗中，如何应用普瑞巴林？

用于带状疱疹后遗神经痛、痛性糖尿病周围神经病变、纤维肌痛、脊髓损伤致神经性疼痛等等。与加巴喷丁相比，其吸收呈线性，更平稳。

起始剂量 75 毫克/次，每日两次或 50 毫克/次，每日 3 次。首剂建议睡前服用，以免出现头晕、嗜睡等症状。其后可在一周内根据镇痛疗效和耐受情况逐渐增加剂量至 150 毫克/次，每日 2 次。通常在剂量达 300 毫克/日时可达有效镇痛。最高可达 600 毫克/日，分次服用。

普瑞巴林的不良反应有哪些？

普瑞巴林的不良反应有头晕、嗜睡、头痛、恶心、腹泻、肌痛、关节痛、感觉减退、感觉异常、腹痛、乳房增大、发热。

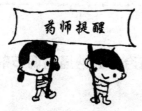

➢ 应用普瑞巴林等抗惊厥药物时需要遵循夜间起始（睡前服用）、逐渐增量的原则，以避免出现头晕、嗜睡等情况；同时还需缓慢减量，不可骤然停药，以避免出现反跳惊厥。

➢ 肝功能损害者可按常规剂量应用，无需调整剂量。

➢ 肾功能损害者须减量应用，以免进一步损害肾功能。

➢ 老年人肾功能减退，应用时须减量。

➢ 糖尿病患者用药期间应严密监测血糖。

➢ 用药期间禁饮酒，以免增加中枢系统不良反应。

➢ 普瑞巴林可能增加劳拉西泮的镇静作用。还能增加羟考酮的认知功能障碍。

> ➤ 普瑞巴林与降糖药（噻唑烷二酮类如曲格列酮、罗格列酮、吡格列酮、环格列酮等）联用会增加外周水肿风险。
>
> ➤ 普瑞巴林与血管紧张素转化酶抑制剂（ACEI）类降压药物如卡托普利、依那普利、贝那普利、福辛普利等联用可增加血管神经性水肿的风险。

常用于疼痛治疗的钠通道调节剂有哪些?

常用于疼痛治疗的钠通道调节剂主要是卡马西平。

在镇痛治疗中，如何应用卡马西平?

卡马西平主要用于缓解三叉神经痛、舌咽神经痛等。也可以用于其他神经病理性疼痛的治疗。

起始剂量0.1克/次，每日2次；其后每隔一日增加0.1~0.2克，直至疼痛缓解，最大剂量1.2克/日，分3次服用。疼痛缓解后可逐渐减量至维持剂量（0.4~0.8克/日，分次服用）。

卡马西平的不良反应有哪些?

卡马西平的不良反应有头晕、嗜睡、共济失调、复视、低钠血症、肝损害等。还可能出现变态反应、重症多形红斑（Stevens-Johnson 综合征）或中毒性表皮坏死松解症、红斑狼疮样综合征等等。

老年人对卡马西平较敏感，可引起认知功能障碍、精神错乱、激越、焦虑、房室传导阻滞、心动过缓、再生障碍性贫血等。

在开始应用卡马西平时建议进行 $HLA\text{-}B*1502$ 基因筛查，排除遗传风险人群，避免出现 Stevens-Johnson 综合征或中毒性表皮坏死松解症等严重不良反应。

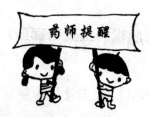

药师提醒

➤ 用药期间避免食用葡萄柚。

➤ 卡马西平与锂剂、甲氧氯普胺（胃复安）、对乙酰氨基酚、曲马多、华法林、地高辛、伊曲康唑、环孢素、左旋甲状环素、利尿药、抗抑郁药、抗病毒药物、大环内酯类抗生素、激素类避孕药等等多种药物之间都存在药物相互作用，联用可能致相关用药风险增加，在用药期间建议首先咨询医生或临床药师，避免出现严重不良反应。

对于抗惊厥药物的药师建议：

➤ 与抗抑郁药类药物一样，抗惊厥药物在应用时，也需要严格遵医嘱服用，从小剂量开始，逐渐增

49

加剂量至最佳镇痛疗效，并最大限度地降低药物所致的不良反应。

➤ 当疼痛稳定控制后，不可骤然停药。

➤ 亦需严格遵医嘱缓慢减量直至停药，否则可能出现反跳性不良反应。

➤ 如果需要长期应用，建议及时至正规医疗机构就诊。

 用于镇痛的肌松药主要有哪些?

最常用于镇痛的肌松药主要是缓解肌肉痉挛疼痛的骨骼肌松弛药。

 临床用于疼痛治疗的骨骼肌松弛药有哪些?

临床用于疼痛治疗的骨骼肌松弛药主要有巴氯芬、替扎尼定、美索巴莫、氯唑沙宗等。

 在镇痛治疗中，如何应用巴氯芬?

巴氯芬是 γ-氨基丁酸的（GABA）的衍生物，通过激动 $GABA_B$ 受体，抑制兴奋性神经递质的释放，缓解痉挛的骨骼肌状态。

主要用于缓解以下疾病引起的骨骼肌痉挛：

① 多发性硬化症、脊髓空洞症、脊髓肿瘤、横贯型脊髓炎、脊髓外伤和运动神经元病。

② 脑血管病、脑性瘫痪、脑膜炎、颅脑外伤等。可用于三叉神经痛、肌痉挛性疼痛及可用于三叉神经痛，通常是卡马西平等效果不佳时，单独或与卡马西平联合应用增加镇痛疗效。

③ 还可用于呃逆及其他顽固性疼痛的治疗。

初始剂量为 5 毫克/次，每日 3 次，随后根据疼痛缓解及耐受情况，每 3 日增加 5 毫克/次，一日 3 次，每日最高剂量不超过 80 毫克/日，分 3～4 次服用。停药时不可骤停，需逐渐减少剂量以避免副作用产生。

 巴氯芬的不良反应有哪些?

巴氯芬的不良反应主要是中枢神经系统损害，如精神错乱、头痛、共济失调、嗜睡。还有低血压、恶心、便秘、尿频。

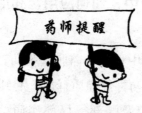

药师提醒

➤ 12 岁以下儿童禁用巴氯芬。

➢ 老年人生理功能低下，低剂量即可引起肌力低下、倦怠等，因此老年人用药需从低剂量开始并严密监护观察。

➢ 有癫痫既往病史患者可能会诱发发作，须注意。

➢ 骤然停药可能会产生幻觉、引发癫痫，停药时应缓慢减量。

➢ 肾功能不良者应减少剂量。

➢ 有镇静作用，用药后不宜驾驶或操作机器等。

➢ 巴氯芬与降压药物联用时可能导致血压过度下降，需调整降压药的剂量。

➢ 用药期间避免饮酒，因为饮酒可能会增加镇静作用。

➢ 帕金森病（帕金森综合征，震颤麻痹）患者，如同时服用巴氯芬和左旋多巴加卡比多巴治疗，可能会出现精神错乱、幻想、激动等症状，不建议同时服用。

 在镇痛治疗中，如何应用替扎尼定？

盐酸替扎尼定为中枢性骨骼肌松弛药，可以与 α_2 肾上腺素受体结合，减少突触前神经递质释放，起到缓解肌肉痉挛作用。

主要用于颈、肩及腰部等局部疼痛综合征引发的疼痛性肌痉挛，及脑血管意外、手术后遗症（脊髓损伤、大脑损伤）、脊髓小脑病变、多发性硬化症、肌萎缩等疾病导致的中枢性肌强直等症。

用法：疼痛性肌痉挛，2毫克/次，一日3次。中枢性肌强直，初始剂量2毫克/次，一日3次，随后根据治疗需要每隔半周至一周逐渐增加2～4毫克；维持剂量12～24毫克/日，分3～4次服用，每日最高总剂量不超过36毫克。

 替扎尼定的不良反应有哪些?

替扎尼定的不良反应较轻微，主要有嗜睡、疲乏、头晕、口干、恶心、胃肠道功能紊乱、血压轻度降低、幻觉、肝损害等。

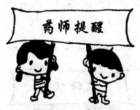

药师提醒

➤ 老年人肾功能减退，且替扎尼定可降低血压，故老年人应慎用，应减量应用。

➤ 肝肾功能不良者需减量应用。

➤ 骤然停药可能会致反跳性高血压、心动过速及肌张力过高的发生风险增加，尤其当联合应用镇痛药物或高剂量使用时应逐渐减量，缓慢停药。

在镇痛治疗中，如何应用美索巴莫？

美索巴莫为中枢性肌肉松弛药，对中枢神经系统具有选择作用，特别对脊髓中神经元作用显著，抑制与骨骼肌痉挛有关的神经突触反射，有抗惊厥作用，并有解痉、镇痛和抗炎作用。可用于关节肌肉扭伤、腰肌劳损、坐骨神经痛等疾病。

用法用量：0.25 克/次，一日 3～4 次，饭后服用。

 ### 美索巴莫的不良反应有哪些？

美索巴莫的不良反应主要有头痛、眩晕、嗜睡、荨麻疹、感觉无力、厌食、恶心、胃部不适、低血压等。

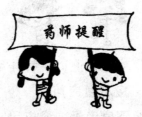

药师提醒

➤ 用药期间不宜驾驶。

➤ 美索巴莫不宜与麻醉剂、镇静催眠药等中枢神经抑制剂联用，会加重镇静作用。

➤ 老年人应减量应用。

➤ 肝肾功能不良者慎用。

在镇痛治疗中，如何应用氯唑沙宗？

氯唑沙宗是中枢性骨骼肌松弛剂，主要通过作用于脊髓和大脑皮质中下层中枢，抑制肌肉痉挛相关的反射而产生肌松作用，缓解痉挛所致疼痛并增加受累肌肉灵活性。

主要用于急、慢性软组织（肌肉、韧带、筋膜）扭伤、挫伤引起的肌肉骨骼疼痛（如急性腰骶部肌肉拉伤、背痛），运动后肌肉酸痛，以及中枢神经病变引发的肌肉痉挛和慢性筋膜炎等疼痛的治疗。

用法用量：0.2～0.4克/次，每日3次，饭后服用。

氯唑沙宗还可与对乙酰氨基酚组成复方制剂，如复方氯唑沙宗片（含对乙酰氨基酚0.15克＋氯唑沙宗0.125克），2片/次，每日3～4次，疗程为10日。主要用于各类急性骨骼肌损伤引起的疼痛，有协同镇痛作用。

 氯唑沙宗的不良反应有哪些？

氯唑沙宗的不良反应主要有恶心等消化道反应，头晕、头痛、嗜睡等神经系统反应，不良反应多轻微。偶有肝毒性、胸闷、乏力等。

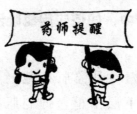

> 肝肾功能不良者应慎用。

 为什么局部麻醉药可以用于疼痛的治疗?

局部麻醉药能可逆地阻断神经冲动的发生、传导,从而阻断痛觉传导,改善血管微循环,消除炎症,从而发挥镇痛作用。

 哪些局部麻醉药可用于疼痛的治疗?

用于疼痛治疗的局部麻醉药主要是利多卡因。其他局部麻醉药包括布比卡因、左旋布比卡因、罗哌卡因、氯普鲁卡因等,主要通过神经阻滞和局部浸润等用于术后镇痛,可有效减少阿片类药物等全身镇痛药的用量,增加镇痛疗效。

 利多卡因在镇痛方面有哪些应用?

(1) 可用于神经病理性疼痛(带状疱疹后遗神经痛)、

偏头痛、慢性疼痛综合征的治疗。

（2）带状疱疹后遗神经痛　5%利多卡因贴膏，每片含利多卡因 700 毫克，外用贴于无破损疼痛部位皮肤，24 小时最多同时使用 3 贴，24 小时内累计贴敷时间不超过 12 小时。

（3）偏头痛　4%利多卡因注射液，经鼻给药，每次 0.4～0.5 毫升。

 为什么激素可用于疼痛的治疗?

糖皮质激素具有抗炎、抗毒素、抗休克及免疫抑制等多重作用，广泛应用于临床。其能抑制外源性刺激引起的 COX-2，发挥类似于非甾体抗炎药的解热镇痛作用；同时还通过抗炎和减轻水肿，缓解神经组织压迫，起到镇痛作用。最常用药物包括地塞米松，可口服或静脉注射、肌内注射，还可做局部微创治疗，如关节腔内、神经周围、肌腱及韧带周围及软组织激痛点等部位注射。其他药物包括曲安奈德、倍他米松、甲泼尼龙等，主要用于局部注射等微创介入治疗。

 哪些疼痛可以尝试使用激素辅助治疗?

糖皮质激素临床常用于癌痛（弥散性骨痛及伴有神经压迫或炎症）、带状疱疹后遗神经痛（口服药物效果不佳时可考虑糖皮质激素神经阻滞治疗）、骨关节炎（药物治疗效果不佳时，可考虑关节腔内注射长效糖皮质激素类药物联合局部麻醉药缓解疼痛）、类风湿关节炎（伴血管炎等关节外症状的病情严重或无法耐受非甾体抗炎药副作用及其他治疗效果不佳的患者）的辅助治疗。还可用于头痛、腰背痛、风湿病、神经根病变性疼痛、复杂区域疼痛综合征等疼痛的辅助镇痛治疗。

 糖皮质激素的主要不良反应都有哪些？

糖皮质激素类药物不良反应众多，长期应用或大剂量应用可致体液潴留、高钠血症、库欣综合征、高血糖、高血压（老年人）、骨质疏松（更年期女性）、骨折、股骨头坏死、肌无力、肌萎缩、胰腺炎、消化道刺激、溃疡、痤疮、出血倾向、继发感染等等。停药时还可能出现反跳及撤药综合征。因此应用期间需尽量采用最小剂量，尽量避免长期使用。

 糖皮质激素的禁忌证有哪些？

溃疡病、活动性肺结核、肠吻合术后、血栓性静脉炎等患者禁用。

 常用于疼痛治疗的激素类药物有哪些？如何应用？

常用于疼痛治疗的激素类药物主要是地塞米松。

地塞米松主要用于带状疱疹后遗神经痛、骨关节炎性疼痛、癌痛、慢性腰背痛、头痛等疼痛的辅助镇痛治疗。

每日 5～10 毫克用于骨关节炎性疼痛治疗，短期应用 3～5 天。

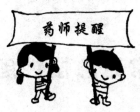

> 长期应用糖皮质激素期间，建议补充钙剂、维生素 D，还需要防治反跳现象。

> 避免制动，预防肌肉疾病。

> 用药期间监测血糖。

> 避免与非甾体抗炎药联合应用，可能增加消化道刺激风险。

> 糖皮质激素还可能减弱抗凝药物（如华法林）及口服降糖药物的作用。

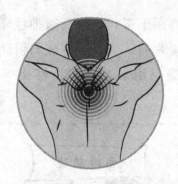

第四章 常见急慢性疼痛的治疗

 急性疼痛有哪些?

　　国际疼痛研究协会（IASP）把急性疼痛定义为：新近产生并持续时间较短的疼痛。急性疼痛通常与机体损伤或疾病有关，主要包括创伤痛、烧伤痛、内脏痛（主要是肾绞痛及输尿管绞痛）、分娩痛以及牙痛等等。下面我们将分别为大家介绍临床常见急性疼痛的治疗。

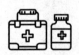

创伤痛

　　王女士在切菜时不小心切到手指，幸好只切到皮肤、未伤到骨骼，在简单包扎后伤口流血止住了。可是十指连心痛，并已经影响其夜间睡眠，王女士向药师咨询她该吃什么镇痛药。

生活中，大家常常会因各种突发事件而致创伤，如刀具等利器伤、钝挫伤、冲击伤、火器伤等。针对这部分疼痛，该如何选择镇痛药物呢？

 普通创伤导致的疼痛该如何选择镇痛药物？

首先需要根据前文的疼痛评估方法配合医护做好疼痛的评分（详见第二章），根据疼痛评分高低分别选择以下镇痛药物。

（1）非甾体抗炎药　这类药物主要用于轻中度疼痛，也可以与其他几类药物联合应用增加镇痛效果。常用的主要包括口服的对乙酰氨基酚（扑热息痛）、布洛芬、双氯芬酸、塞来昔布等。

（2）中枢镇痛药物　这类药物主要用于中重度疼痛，需由专业医生开具专用处方。代表药物为曲马多，有片剂和注射液两种剂型。

（3）阿片类药物　这类药物主要用于中重度疼痛，也需由专业医生分别开具不同的专用处方。代表药物包括吗啡、哌替啶（杜冷丁）、芬太尼等。

（4）辅助镇痛药物　通过减少情绪紧张、焦虑等情况来缓解疼痛并可促进睡眠。适合伴有失眠问题的疼痛患者。包括三环类抗抑郁药阿米替林，抗惊厥药物加巴喷丁、普瑞巴林等，以及艾司唑仑等苯二氮䓬类镇静催眠药物。

（5）局麻药物　主要由医院内专业医生采用局部注射的方式阻断神经冲动传导来起到镇痛作用。包括利多卡因、布比卡因、丙胺卡因等。

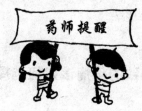

➤ 如果是被污染物体造成的伤口〔如泥土、粪便、痰液污染的伤口，钉子或针（尤其是生锈的铁钉）、刀具等造成的穿刺伤，烧烫伤，挤压伤，烟花爆竹炸伤等〕，存在破伤风感染的风险，一定要及时就医进行专业处置。

烧伤痛

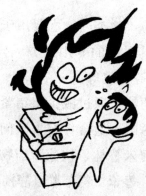

农村的朱大爷在家给小孙子烤红薯时不小心把手烧伤了，自觉伤口不大，未及时就医处置，就按照民间方法涂抹

了麻油、牙膏等，数日后因伤口炎症加重，疼痛加重导致夜间无法入睡。朱大爷的做法是非常错误的，民间许多关于烧烫伤后的办法，涂红汞（红药水）、龙胆紫（紫药水）、麻油、牙膏、盐、酱油等不仅无法起到足够的消毒抗菌作用，反而易引发创面感染，红、紫药水的颜色还会影响医生判断烧伤面积及烧伤程度，容易延误病情。

 烧烫伤后正确的做法是什么？

烧烫伤后正确的做法是第一时间扑灭、远离火焰、燃烧的衣物等致伤物，并立即用冷水冲泡 15～30 分钟，或用干净布及毛巾包裹冰块冷敷，使局部快速散热，最大限度减轻疼痛和炎症情况，随后根据烧烫伤情况及时就医做专业处置。烧伤痛属于特殊类型的疼痛，根据烧伤深度及不同阶段，疼痛剧烈程度亦不相同。详见表 4-1。

表 4-1　不同烧伤级别疼痛情况

烧伤程度	疼痛程度
Ⅰ度烧伤	感觉类过敏状，局部烧灼样感觉
浅Ⅱ度烧伤	烧伤表皮及真皮浅层，涉及丰富的神经，疼痛剧烈并持续全程
深Ⅱ度烧伤	烧伤局部痛感较轻
Ⅲ度和Ⅳ度烧伤	早期神经被破坏而无痛感，随着创面修复和治疗会产生深部疼痛

在整个烧伤病程的不同阶段，疼痛性质亦发生变化，详见表 4-2。

表 4-2　不同烧伤阶段的疼痛变化情况

烧伤病程阶段	疼痛变化情况
体液渗出期	无痛或剧痛
急性感染期	持续钝痛
创面修复期	钝痛加治疗痛
康复期	瘙痒、刺痛以及牵扯痛

 烧伤后有哪些正确的镇痛方法?

烧伤后首先需要区分是急性烧伤疼痛,还是烧伤背景性疼痛。再根据下文方法处理。

 急性烧伤性疼痛应该如何处置?

急性烧伤尤其是大面积烧伤后致剧烈疼痛,应及时就医,医生会根据病情采用静脉或吸入给药方式镇痛。常用的包括缓慢静脉注射杜非合剂（哌替啶＋氯丙嗪）或杜氟合剂（哌替啶＋氟哌利多）、静脉用非甾体抗炎药（氟比洛芬酯、帕瑞昔布钠等）、中枢镇痛类药物（包括曲马多、吗啡、舒芬太尼等）,以及一氧化二氮（N_2O,俗称笑气）吸入镇痛、静脉镇痛泵镇痛。

什么是烧伤背景性疼痛？烧伤背景性疼痛有哪些镇痛办法？

　　烧伤背景性疼痛是指在烧伤创面愈合过程中，或在创面愈合后瘢痕增生过程中，烧伤患者在静息状态下出现的疼痛感受。烧伤背景性疼痛往往在夜间或患者休息期间疼痛明显，从而影响患者的情绪、睡眠情况。根据第二章介绍的疼痛评估方法确定疼痛评分及疼痛强度，通常采用不同机制的长效镇痛药物，如非甾体抗炎药＋阿片类药物联合应用，首选口服给药，中重度疼痛也可采用静脉给药。详见表4-3。

表4-3　烧伤背景性疼痛镇痛药物

药物分类	药物	用法用量
口服非甾体抗炎药	塞来昔布	口服：100 毫克/次，每日 2 次
	双氯芬酸钠	口服：50 毫克/次，每日 2 次
口服阿片类	吗啡	口服：10～20 毫克/次，每日 2 次
	羟考酮	口服：15～20 毫克/次，每日 2 次
静脉给药	氟比洛芬酯	静脉滴注：100 毫克/次，每 12 小时 1 次
	帕瑞昔布钠	静脉滴注：40 毫克/次，每 12 小时 1 次
	舒芬太尼	静脉滴注：0.75 微克/千克 每 12 小时 1 次
外用贴剂	丁丙诺啡透皮贴	贴皮：5～10 毫克/次，可维持 7 天镇痛

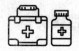

内脏痛

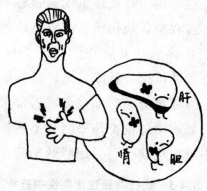

肾绞痛及输尿管绞痛

秋日清晨，45 岁的刘先生在小区花园晨练中，突然发生左腰腹部阵发剧烈的疼痛，很快就到无法站立的状态，甚至只能蜷缩身体来缓解疼痛。被家人紧急送至医院急诊部，被诊断为肾绞痛。

 肾绞痛或输尿管绞痛通常有哪些临床表现？

肾绞痛或输尿管绞痛通常是由尿路结石引发，通常表现为腰部及上腹部疼痛，并可放射至同侧下腹部，腹股沟、大腿内侧、男性阴囊等处，为阵发性剧烈疼痛，好发于早晨和晚间，常可使患者从睡梦中痛醒。整个疼痛可持续 3～18 小时，患者常感剧痛难忍，并可伴有恶心、呕吐；严重者可出现血尿，活动会加重血尿症状。

肾绞痛或输尿管绞痛的主要治疗原则是什么?

肾绞痛或输尿管绞痛的主要治疗原则是镇痛、解除平滑肌痉挛，对于存在恶心、呕吐致脱水患者，镇吐并补充水、电解质。

肾绞痛或输尿管绞痛的常用镇痛药物有哪些?

肾绞痛或输尿管绞痛的常用镇痛药物（表 4-4）主要包括非甾体抗炎药、解痉药、麻醉性镇痛药物，其中麻醉性镇痛药如吗啡等用于肾绞痛时通常不会单独应用，需联用解痉药如阿托品等来降低恶心、呕吐等不良反应发生率。

表 4-4　肾绞痛或输尿管绞痛的常用镇痛药物

药物分类	代表药物	使用方法	不良反应	注意事项
非甾体抗炎药（NSAIDs）	双氯芬酸	(1)双氯芬酸钠注射液,50毫克,肌注;(2)双氯芬酸钠(钾)栓,50毫克,纳肛	胃肠道不良反应;肝肾功能损害	老年患者、肝肾损害病史、高血压、心力衰竭病史、消化性溃疡病史者慎用
	吲哚美辛（消炎痛）	25～50毫克,口服;或50～100毫克,纳肛		
	酮咯酸氨丁三醇	20毫克,口服;或60毫克,肌注;或30毫克,静脉注射		65岁以下静脉注射或肌注日剂量不超过120毫克;65岁以上不超过60毫克

药物分类	代表药物	使用方法	不良反应	注意事项
解痉镇痛药	抗胆碱药 阿托品	0.5～1毫克,皮下注射	可通过血脑屏障,全身不良反应较多,口干、视物模糊、眩晕、皮肤潮红、心悸、尿潴留等	颅内压增高、脑出血急性期、青光眼、前列腺增生患者禁用
	山莨菪碱(654-2)	5～10毫克,肌注;或加入5%葡萄糖注射液,静脉滴注		
	丁溴酸东莨菪碱	0.3～0.5毫克,肌注或皮下注射	不通过血脑屏障,中枢神经系统不良反应小	严重心脏病、器质性幽门狭窄或麻痹性肠梗阻、青光眼禁用;前列腺肥大者慎用
	纯平滑肌解痉药 间苯三酚	40～80毫克,肌注或静脉注射;或每日200毫克加入5%葡萄糖注射液中静脉滴注	过敏反应:皮疹、荨麻疹	避免与吗啡类药物合用,可致痉挛
	α受体阻滞药 坦索罗辛	0.2～0.4毫克 每日一次,餐后服用	头晕、嗜睡、失眠、直立性低血压	肾功能不全患者禁用。磺胺过敏史、低血压、冠心病患者慎用
	钙通道阻滞药 硝苯地平	30毫克舌下含服	心率加快	

药物分类		代表药物	使用方法	不良反应	注意事项
解痉镇痛药	性激素类	黄体酮	10～20毫克/天，肌注	嗜睡、眩晕、头痛、心动过速、恶心、呕吐、乳房胀痛、肝功能异常	可致嗜睡、眩晕，用药后不建议驾驶或操作器械
麻醉性镇痛药		吗啡	5～15毫克皮下注射或5～10毫克静脉注射	恶心、呕吐、镇静、便秘	过量可致急性中毒，成人中毒量60毫克
		哌替啶（杜冷丁）	25～100毫克肌注	恶心、呕吐、镇静、便秘	代谢产物去甲哌替啶累积可致中枢神经毒性，故老年人慎用
		布桂嗪（强痛定）	50～100毫克，皮下注射或肌注	恶心、眩晕、困倦、全身发麻	
		曲马多	100毫克，肌注	恶心、呕吐	日剂量不超过400毫克；避免与三环类抗抑郁药、抗精神病药合用

69

在急性肾及输尿管绞痛发作时常伴有恶心、呕吐，通常可采用甲氧氯普胺（胃复安）对症治疗。

肾绞痛或输尿管绞痛还有哪些其他治疗方法？

肾绞痛通常是由尿路结石引发，明确诊断后可考虑排石治疗。结石较小情况下可通过大量饮水、活动促进排石。此外还有中药或针灸等疗法。较大的结石可采用体外震波碎石排出。难以排出且症状明显的结石，也可考虑手术治疗。疼痛特别严重经镇痛药物治疗后仍难以控制的患者，可选用硬膜外阻滞等治疗手段。

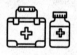

胆绞痛

从事销售工作的马先生因为工作原因需要经常在外应酬，日常饮食肥腻，在一次酒桌应酬后当晚，突发右上腹部剧烈绞痛，向肩背部放射，疼痛持续并阵阵加重，大汗淋漓，辗转难眠，坐起或侧卧时略有缓解，紧急就医后诊断为胆绞痛。

胆绞痛的病因及好发人群是哪些？

胆绞痛通常是因胆囊炎、胆道结石症急性发作产生，是由胆囊、胆管或 Oddis 括约肌痉挛性收缩所致，常常发生于饱餐或进食大量油腻食物，饮酒、情绪激动或便秘，以及剧烈运动颠簸后，女性发生率高于男性。

 胆绞痛的临床表现有哪些?

表现为上中腹部或右上腹季肋区阵发性、痉挛性绞痛，可渐进性加重，疼痛剧烈，并向右肩胛及背部放射。伴寒战、发热、大汗淋漓、面色苍白、恶心、呕吐等症状。

 胆绞痛的治疗原则是什么?

胆绞痛的治疗首选非手术治疗，抗炎、解痉镇痛，经药物治疗后仍反复发作，疗效不佳者可选择手术治疗。

 临床常用于治疗胆绞痛的镇痛药物有哪些?

临床常用于治疗胆绞痛的镇痛药物包括：非甾体抗炎药、麻醉性镇痛药、解痉镇痛药。其中麻醉性镇痛药单纯给予无法促进胆汁排泄，仅镇痛而掩盖病情，因此不建议单独应用，需联合解痉镇痛药同时应用，并可降低其致恶心、呕吐发生率。此外麻醉性镇痛药中吗啡可致奥迪括约肌痉挛，进一步加重胆管压力，而哌替啶对胆胰壶腹括约肌的影响小于吗啡，因此通常首选哌替啶用于胆绞痛治疗，而不建

续表

药物分类		代表药物	使用方法	不良反应	注意事项
解痉镇痛药	纯平滑肌解痉药	间苯三酚	40～80 毫克,肌注或静脉注射;或每日 200 毫克,加入葡萄糖注射液中静脉滴注	过敏反应:皮疹、荨麻疹	避免与吗啡类药物合用,可致痉挛
	利胆药	硫酸镁	50%硫酸镁 10～15 毫升,口服,一日 3 次;25%硫酸镁注射液溶于 5%葡萄糖注射液 500 毫升中,每日 1 次静脉滴注	潮红、多汗、口干、休克、恶心、呕吐、心悸、头晕、眼球震颤、低血压、低钙血症	心肌损害、心脏传导阻滞者禁用。哺乳期禁用。老年人或肾功能不全者慎用
麻醉性镇痛药		哌替啶（杜冷丁）	25 ～ 100 毫克,肌注	恶心、呕吐、镇静、便秘	代谢产物去甲哌替啶累积可致中枢神经毒性,故老年人慎用
		曲马多	100 毫克,肌注	恶心、呕吐	日剂量不超过 400 毫克;避免与三环类抗抑郁药、抗精神病药合用

此外，钙通道阻滞药（包括尼群地平、硝苯地平、维拉帕米等）以及硝酸甘油、维生素 C、维生素 K 等药物亦有报道可能有助于缓解胆绞痛，其疗效有待临床进一步证实。

73

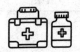

分娩痛——生宝宝真的可以不痛吗？

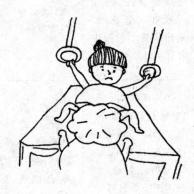

怀胎 7 个月即将做妈妈的张女士近期有点忧心忡忡，因为身边有同事或朋友告诉她生宝宝很痛很痛，而有的朋友告诉她现在可以无痛分娩，还有人告诉她无痛分娩会对宝宝和产妇有影响。因此，张女士很担心即将到来的分娩。

 分娩宝宝时到底会有多痛？

有调研显示女性分娩时的疼痛可达 10 级（NRS 评分 10分），相当于多根肋骨骨折的疼痛级别，半数以上产妇感觉痛不欲生，90％以上的产妇对分娩过程存在恐惧、紧张情绪伴随疼痛的情况。而当前国家二孩政策的开放使产妇数量激增，许多待产妈妈们最关心的还是分娩是否真的可以无痛进行、无痛分娩的麻醉操作是否会对宝宝产生影响。那我们通过下文来了解下分娩疼痛的起因以及当前有哪些分娩镇痛的方式。

分娩时的疼痛究竟是如何发生的？

分娩疼痛在第一产程主要由子宫收缩以及宫颈扩张引发，属于内脏痛，表现为下腹部、背部及腰部钝痛，后期可表现为躯体痛，锐痛，贯穿于第二产程。第二产程是由于胎儿下降致骨盆结构周围阴道持续扩张导致疼痛。第三产程的神经疼痛涉及阴部神经及其他细小神经。

 目前临床上分娩镇痛的主要方法有哪些？

目前临床上分娩镇痛的主要方法包括：非药物分娩镇痛、全身用药分娩镇痛和区域镇痛分娩技术。

 非药物分娩镇痛的方法主要有哪些？

（1）产前教育　安抚产妇心理状态，纠正传统认为"分娩必痛"的观念。

（2）"导乐"式分娩法　安排有生产经验的女性陪伴并指导产妇，通常从临床开始到产后2小时。训练临产孕妇放松呼吸，掌握肌肉放松技巧，克服分娩的疼痛和恐慌。

（3）拉玛泽分娩减痛法　通过呼吸训练，把重点集中在特定的呼吸模式来帮助产妇减轻产痛。

（4）自由体位　在生产过程鼓励产妇根据自己舒适度做

走、立、蹲、趴等多种姿势活动，帮助胎头下降，从而缓解疼痛。

（5）其他方法　穴位镇痛、按摩法、经皮电刺激法、音乐疗法、无痛分娩仪的应用等。

 全身用药式分娩镇痛的方法主要有哪些？

全身用药式分娩镇痛的方法主要包括：吸入性镇痛、曲马多及麻醉性镇痛药物、镇静类药物等。

 为什么数年前风靡的"笑气"分娩镇痛在临床上逐渐被淘汰了？

我们常说的"笑气"（一氧化二氮）分娩镇痛的优点是起效快，中止快；不影响宫缩和产程；血压稳定，不刺激呼吸道，对胎儿影响也很小。但缺点是其仅可缓解一定程度的疼痛，镇痛疗效不确切，约能缓解 1/3 产妇的分娩疼痛，并不能完全缓解分娩过程中的痛感。

 曲马多及麻醉性镇痛药如何用于分娩镇痛？

哌替啶、芬太尼、瑞芬太尼、布托啡诺、纳布啡、氯胺酮、曲马多等采用静脉给药镇痛。静脉分娩镇痛方式可能引起产妇过度镇静、呼吸抑制和血压下降等不良反应，且对胎儿及围生儿存在呼吸抑制风险，因此一般不作首选，仅当产妇椎管内分娩镇痛方式存在禁忌时或椎管内镇痛效果不佳时，才考虑选择静脉分娩镇痛。

 镇静类药物如何用于分娩镇痛？

用于分娩镇痛的镇静类药物主要包括苯二氮䓬类（地西泮、咪达唑仑等），在产妇分娩时起镇静作用。但其可通过胎盘屏障而引起新生儿镇静、肌张力减退、发绀等。且存在遗忘作用，可能影响产妇记忆，并可能会增加误吸的风险。

 当前临床最常用的无痛分娩技术是什么？

区域分娩镇痛即椎管内分娩镇痛技术，是当前临床分娩镇痛的首选，包括连续硬膜外镇痛和腰-硬联合镇痛。常用药物为阿片类药物（芬太尼、舒芬太尼）联合小剂量局麻药（布比卡因、罗哌卡因）。其中硬膜外分娩镇痛是国内外公认的镇痛最迅速、效果最可靠、应用最广的分娩镇痛方法，镇痛有效率可达 95％以上。当前临床应用最广的是连续硬膜外镇痛［硬膜外自控镇痛（PCEA）］，其可依据产妇个体化需求和特点设置药物剂量，并可由产妇自行控制给药频率和药量。硬膜外分娩镇痛效果确切、对母婴影响小、不产生运动阻滞、产妇清醒能主动配合，是目前应用最为广泛也是最常用的分娩镇痛方法之一。

如何确定分娩镇痛开始的时机?

当前临床研究普遍认为从潜伏期开始椎管内分娩镇痛并不会增加剖宫产率,也不会导致第一产程延长。因此,不再以产妇宫口大小作为分娩镇痛开始的时机,产妇进入产房后只要有镇痛需求,排除相关禁忌即可实施椎管内分娩镇痛。

哪些情况下不能采用椎管内阻滞(椎管内分娩镇痛技术)?

(1)产妇拒绝。是的,产妇享有充分的自主知情权,医生必须在产妇自愿的情况下才能给予采用椎管内分娩镇痛技术。

(2)经产科医师评估不能进行阴道分娩者。

(3)存在椎管内阻滞禁忌证,如颅内高压、凝血功能异常、穿刺部位及全身性感染等,以及影响穿刺操作等情况。

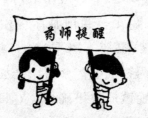

药师提醒

➤ 当前最常用的硬膜外分娩镇痛方式不仅可以

使产妇真正做到无痛分娩，而且对产妇和胎儿影响很小。在操作之前，麻醉医生和助产士们会对产妇们进行全面评估，根据每位产妇的不同情况，选择最适合的分娩镇痛方案。产妇们应该摒除偏见，积极配合麻醉医生，就可以实现无痛分娩，安全分娩。

 ## 无痛分娩的具体流程是什么？

无痛分娩的具体流程见图 4-1。

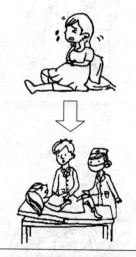

医生和护士对产妇做心理疏导、产前教育、呼吸训练等等非药物镇痛疏导

图 4-1

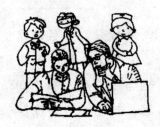

产前评估检查，是否具备顺产条件，是否可实施椎管内分娩镇痛(凝血功能检验、血常规报告)

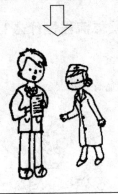

由产妇自愿接受椎管内分娩镇痛并签署知情同意书

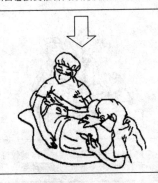

麻醉医生实施椎管内麻醉

图 4-1　无痛分娩的具体流程

慢性非癌性疼痛有哪些?

　　慢性非癌性疼痛通常是指持续时间超过 3 个月的非恶性肿瘤引起的疼痛，主要有骨关节疼痛、腰背痛、骨质疏松疼痛、痛风以及头痛等。慢性疼痛常常会对患者的精神状态、工作和生活质量造成较为严重的影响，国际疼痛研究协会（IASP）亦指出"慢性疼痛是严重的医学健康问题，其本身亦为一类疾病"。下面我们将分别为大家介绍常见慢性非癌性疼痛的治疗。

骨关节疼痛

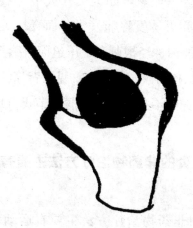

　　张大爷早晨起床后突然发现双腿膝关节僵硬不能动了，约 10 分钟后才缓解。平时上下楼梯时也会有疼痛感，去医院诊断为"膝关节炎"。

骨关节疼痛产生的主要原因有哪些？

引起骨关节疼痛的原因很多，包括骨关节炎症、痛风、外伤性骨关节痛、骨关节肿瘤等等。其中炎症是关节疼痛的常见原因，如骨关节炎、类风湿关节炎、银屑病关节炎、痛风、强直性脊柱炎等。

 最常见的骨关节疼痛是什么？有哪些临床表现？

骨关节疼痛当前临床最常见是原发性骨关节炎症，好发于中老年人，多因关节软骨退变引发，早期表现为关节疼痛、肿胀、压痛及"晨僵"现象，如上文张大爷早晨出现的情况；劳累及受凉等情况亦可诱发疼痛发生。而脊柱关节炎除疼痛及活动受限外，还可能因神经根刺激、压迫而致感觉、运动障碍，如腰椎间盘突出、腰椎管狭窄等症（详见腰背痛的相关内容）。本节主要介绍骨关节炎的治疗，在国内膝关节炎（KOA）较为常见。

 骨关节炎的非药物治疗方法主要有哪些？

骨关节炎的非药物治疗方法主要有运动和生活习惯调整及中医治疗和理疗等疗法。

（1）运动和生活习惯调整

① 患者需严格控制体重，保护受累的关节，减少负重

或不良姿势运动、跑、跳、上楼梯；避免长久不良体位姿势（如长久站立、跪、蹲着等）。

② 可戴护膝保护关节，不穿高跟鞋，选择软、有弹性的"运动鞋"，膝关节内侧室关节炎可在医生指导下选择楔形鞋垫辅助治疗。

③ 发作期可使用手杖、助步器等协助活动，以减少关节压力。

④ 选择合理的有氧运动：舒缓、适度的步行，游泳，骑自行车等有助于保持关节功能，亦可适度进行太极拳、八段锦等运动。

（2）中医治疗和理疗等疗法　中医治疗（按摩、牵引、推拿、针灸等），可以在一定程度上减轻疼痛症状、缓解关节僵直。理疗（热疗、水疗、脉冲电磁疗、超声波、经皮电刺激等）可缓解急性期疼痛、消肿，还可增强局部血液循环，并在一定程度上改善关节功能。患者在进行中医治疗或理疗需选择正规机构，并注意适度，因其亦可能对膝关节产生潜在损害，应防止增加后期治疗中的感染风险。

 临床常用的治疗骨关节炎药物主要有哪些?

临床常用的治疗骨关节炎药物主要有对乙酰氨基酚、非甾体抗炎药、曲马多或阿片类药物等中枢镇痛药物、其他治疗药物［度洛西汀、辣椒碱乳膏、软骨保护剂（氨基葡萄糖、双醋瑞因、硫酸软骨素）及地奥司明等］、关节腔内注射药物。

 如何使用对乙酰氨基酚治疗骨关节炎?

轻中度骨关节炎首选对乙酰氨基酚,最大每日剂量不超过 4 克,复方制剂中每日不超过 2 克,建议疗程不超过 10 日。

 如何使用非甾体抗炎药治疗骨关节炎?

非甾体抗炎药(NSAIDs)是治疗骨关节炎常用的镇痛药物,临床常用的为外用 NSAIDs 及口服 NSAIDs,NSAIDs 的注射剂型通常不适用于慢性骨骼肌肉疼痛的长期使用,仅用于慢性疼痛急性发作时短暂控制疼痛。治疗骨关节炎的 NSAIDs 的分类、常见药物、特点及注意事项详见表 4-6。

表 4-6 治疗骨关节炎的 NSAIDs 的分类、常见药物、特点及注意事项

分类	常见药物	特点及注意事项
外用 NSAIDs	包括氟比洛芬、双氯芬酸、酮洛芬、布洛芬凝胶贴膏、乳剂(膏)、溶液剂、贴剂、喷雾剂等等	是轻中度骨关节炎的首选药物,其疗效与口服 NSAIDs 相当,不良反应大大低于口服 NSAIDs

续表

分类	常见药物	特点及注意事项
口服 NSAIDs	包括非选择性 NSAIDs［布洛芬（芬必得）、双氯芬酸钠（英太青）、美洛昔康、萘普生等］和选择性 COX-2 抑制剂（如塞来昔布、依托考昔、艾瑞昔布等）。	（1）对于存在胃肠道不良反应风险因素患者，可选择性 COX-2 抑制剂或在应用 NSAIDs 时加用质子泵抑制剂保护胃黏膜。 （2）存在心血管风险的患者需慎用 COX-2 抑制剂。 （3）口服 NSAIDs 药物起始建议采用最低有效剂量和最短疗程，连续用药两周以上，建议复查肝肾功能等，尤其是老年患者

 如何使用曲马多或阿片类药物等中枢镇痛药物治疗骨关节炎？

对于 NSIADs 不耐受、存在使用禁忌或镇痛效果不明显的中重度骨关节炎疼痛患者，可在专业医生或药师指导下酌情考虑单用或联合应用曲马多或阿片类镇痛药物等中枢镇痛药物，但此类药物不良反应较多且存在成瘾依赖风险，通常不作为首选药物。

曲马多：对 NSAIDs 不耐受或疼痛缓解不明显的患者，可遵医嘱酌情使用曲马多等中枢镇痛药物。初始日剂量为 50～100 毫克，每日 1～2 次；最大日剂量为 400 毫克。常见不良反应包括：便秘、恶心、呕吐、头晕等。不建议长期应用该类药物。此外曲马多的注射剂型通常不适用于慢性骨骼肌肉疼痛的长期使用，仅用于慢性疼痛急性发作时短暂控制疼痛。

丁丙诺啡透皮贴剂：具有 7 天持续释放特性，使用方便，适用于老年患者、肾功能不全者等。

 治疗骨关节炎的其他药物有哪些?

（1）度洛西汀　是目前唯一获得美国 FDA 批准治疗慢性骨骼肌肉疼痛的抗抑郁类药物。在国内尚未广泛应用于骨关节疼痛的治疗。常见的不良反应有恶心、口干、出汗、乏力、焦虑、震颤等，建议小剂量 20～30 毫克开始应用。

（2）辣椒碱乳膏　局部外用于短期缓解肌肉关节轻度疼痛。

（3）软骨保护剂（氨基葡萄糖、双醋瑞因、硫酸软骨素）及地奥司明等药物亦有一定的缓解关节疼痛、炎症性肿胀作用，可作为关节炎的早期预防性用药，但其疗效仍待进一步证实。如常见的骨骼保健品如维骨力（维固力），其主要成分即为硫酸氨基葡萄糖。

 关节腔内注射治疗骨关节炎的药物有哪些?

（1）透明质酸钠　轻中度骨关节炎患者在单用口服疗效不佳时，可考虑联用透明质酸钠类缓解疼痛、改善关节功能。每周 1 次，3～5 次为 1 个疗程。

（2）糖皮质激素　对于持续疼痛无改善，使用 NSAIDs 类效果不佳者，可考虑单次关节腔内注射糖皮质激素类药物，包括地塞米松、复方倍他米松注射液等。但如果长期注射可能导致关节软骨损害，还可能增加感染风险，不建议反复多次使用。通常每年不得超过 3～4 次。

（3）此外还有几丁糖、富血小板血浆等，有一定缓解疼痛、改善关节功能的作用。但药物关节腔内注射属于侵入性操作，只能在正规医疗机构专业医生操作实施，且存在感染的风险，通常不作为首选疗法。

 市面上常见的骨骼保健品对于骨关节炎等真的有治疗作用吗？

市面上常见的一些骨骼保健品，部分含有氨基葡萄糖等软骨保护剂，对骨关节炎有一定防治作用，但其疗效尚有待解决进一步临床证实。其他一部分保健品其实为钙补充剂，含有维生素 D 和钙剂，而维生素 D 和钙剂的成分虽然对骨质疏松症的防治有一定的作用，但对骨关节炎没有疗效，因它并不能修复关节软骨，没有防止软骨退化作用。因此，不建议患者自行服用保健品，应及时到正规医疗机构就诊，明确病情后遵医嘱合理用药。

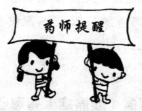

药师提醒

➤ 对于早期的轻中度骨关节炎，除注意调整生活、运动习惯及理疗等，药物治疗选择上可以先选择局部外用药物如外用中药膏剂、外用 NSAIDs 凝胶或贴膏、或口服对乙酰氨基酚，尤其是高龄患者、伴有基础疾病的患者。

➤ 如使用对乙酰氨基酚或外用 NSAIDs 对缓解疼痛效果不佳时，可考虑联合口服非甾体抗炎药。

➤ 非甾体抗炎药具有天花板效应，过量使用不仅不能增加疗效，反而可能增加毒性作用和副作用。因此尽可能选择最低有效剂量，最短的疗程，以减少不良反应的发生。

➤ 非甾体抗炎药镇痛疗效相似，但潜在的胃肠道刺激及对心脏、肝功能、肾功能的影响有所不同，建议严格遵医嘱，或咨询医生或临床药师后选择合适的药物。

➤ 在基本治疗方案基础上，可以联合外用辣椒碱制剂增加疗效。

➤ 当应用对乙酰氨基酚或非甾体抗炎药效果不佳或存在使用禁忌时，可以考虑单用或联合应用曲马多或阿片类镇痛药物，但需经由医生或临床药师综合评估，考虑其成瘾依赖风险，不建议长期应用。

 常见的腰背痛（腰痛症）有哪些发病原因？

腰背痛又称为腰痛症或腰痛病，是临床常见的病症，临床上分为机械性脊柱源性疼痛（如腰肌劳损引发疼痛、椎间盘突出、椎管狭窄等）、非机械性脊柱源性疼痛（如脊柱肿瘤或椎管内肿瘤、椎体骨髓炎或强直性脊柱炎等感染或非感染性炎症、椎体压缩性骨折、佩吉特病等等）、内脏源性牵涉痛［内脏病变引发腰背部位的疼痛，如全身性感染（感冒）、胆石症、胰腺炎、十二指肠溃疡、肾盂肾炎等均可引发腰背部牵涉痛］。

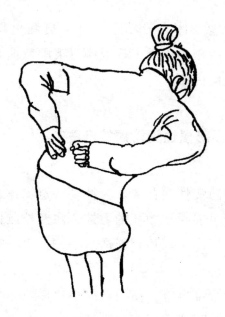

 出现腰痛时，可以自行口服镇痛药物吗？

在出现腰背痛时，应及时就医明确诊断，排除肿瘤、炎症（带状疱疹、脊柱炎）、脊髓病变，以及感染性疾病、盆腔、肝胆、消化等内脏疾病和肾结石等脊椎以外的疾病引发的腰背痛，不可以在未明确诊断情况下随意服用镇痛药物，以免贻误病情。

在排除其他疾病诱因后，如果明确为退变性腰背痛，即非特异性腰背痛，可考虑一下镇痛方案。

 腰背痛的好发人群都有哪些?

特殊职业者（体力劳动者、打字员和出租车司机等）、孕妇、肥胖、久坐的生活方式或频繁下腰弯曲是非特异性腰背痛的重要危险因素。

 如何预防慢性腰背痛的产生?

（1）为预防慢性腰背痛，应特别注意支撑背部，保持良好姿势，改变可能导致腰痛的习惯，注意控制体重。减少下腰弯曲、工作椅高度调整到舒适水平位、起身时用腿部力量尽可能减少腰部压力。

坐姿：腰腹部挺直，使用软靠垫放松腰部肌肉。

睡眠姿势：建议采用有一定硬度的床垫，过软的床垫可能会逐渐使腰椎弯曲变形。

（2）患有慢性腰背痛的女性不宜穿高跟的鞋。高鞋跟（＞3厘米）会给腰部和背部肌肉带来很大压力，增加腰痛发生的风险。

临床常用的治疗退变性腰背痛（普通非特异性腰背痛）的药物有哪些？

（1）对乙酰氨基酚及非甾体抗炎药　包括对乙酰氨基酚、非选择性非甾体抗炎药（布洛芬、双氯芬酸钠等）、选择性 COX-2 抑制剂（塞来昔布、依托考昔等）。其中在使用非甾体抗炎药时需要评估心血管及消化道风险，心血管疾病及高风险患者需慎用，而消化道风险较高患者可选择 COX-2 抑制剂或非选择性非甾体抗炎药联用质子泵抑制剂、H_2 受体阻滞药及胃黏膜保护剂（如米索前列醇）。长期应用对乙酰氨基酚可能造成肝肾功能损害。

鉴于非甾体抗炎药的不良反应及患者耐受程度，建议其使用时间不超过 3 个月。

（2）肌松药　肌松药对于存在肌肉痉挛的腰背痛有缓解作用，它对胃肠道的保护作用还能抵消其他药物如非甾体抗炎药对胃肠道的损害，因此可以与非甾体抗炎药联合应用，提高镇痛疗效，改善活动度。

肌松药包括苯二氮䓬类（如地西泮、四氢西泮）和非苯二氮䓬类（如乙哌立松、替扎尼定、巴氯芬、氯唑沙宗、环苯扎林、托哌酮等）。

① 苯二氮䓬类肌松药　包括地西泮、四氢西泮等。有中枢性肌松作用，易出现嗜睡、镇静等中枢系统不良反应，仅限短期应用，连续使用不得超过 1 周。

② 非苯二氮䓬类肌松药

a. 乙哌立松：中枢性肌松药，既可作用于脊髓运动神经元，还可直接作用于骨骼肌，松弛骨骼肌，改善局部血液循环。常见不良反应为恶心、厌食等。

b.氯唑沙宗：中枢性肌松药，主要作用于中枢神经系统，松弛痉挛性骨骼肌从而镇痛。口服一次 $200\sim400$ 毫克，每日 3 次，餐后服用。连续使用不得超过 5 日。不良反应：头昏、头晕、嗜睡、恶心。

c.替扎尼定：是 α_2 肾上腺素受体激动剂，可改善肌肉紧张导致的疼痛，还具有一定的镇静和降压作用，建议小剂量起始，逐渐增加剂量，以减少头晕、低血压等不良反应的发生。

d.巴氯芬：是 γ-氨基丁酸（GABA）的衍生物，可松弛骨骼肌，解痉镇痛。口服一次 5 毫克，每日 3 次。不良反应：镇静、嗜睡、头晕、低血压。

（3）阿片类药物　治疗慢性非特异性腰背痛，在尝试其他药物无效或不能耐受时，可考虑短期应用弱阿片类药物，优先考虑缓释制剂，如盐酸曲马多缓释片。若仅疼痛时服药无法达到平稳血药浓度，因此建议规律性按时服用，保证镇痛疗效。

（4）抗抑郁类药物　包括阿米替林、度洛西汀、文拉法辛等。慢性疼痛的患者患有其他情绪障碍，如抑郁和焦虑，而此类药物可缓解患者焦虑情绪，改善睡眠，同时还对伴有神经性疼痛慢性疼痛有镇痛作用，因此可作为慢性腰背痛的辅助镇痛药物。常见不良反应：口干、眩晕、便秘等。

（5）神经阻滞　注射糖皮质激素和局麻药，常用糖皮质激素包括倍他米松、醋酸甲泼尼龙；常用局麻药包括 0.5%

利多卡因或 0.25％ 布比卡因。鉴于长期应用糖皮质激素可能导致关节软骨损害，还可能增加感染风险，建议每年注射不超过三次。硬膜外注射类固醇的不良反应包括出血、感染和神经损伤。

 退变性腰背痛（普通非特异性腰背痛）的其他治疗方法有哪些？

退变性腰背痛（普通非特异性腰背痛）的其他治疗方法包括微创介入治疗、银针热导疗法、针灸、鞘内给药以及手术治疗等。

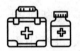

骨质疏松症疼痛

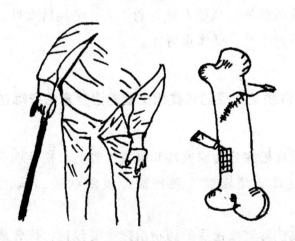

骨质疏松症是一种以骨强度降低导致骨折危险增加为特征的骨骼疾病，分原发性和继发性两大类。

骨质疏松症有哪些临床表现？

疼痛是骨质疏松症最常见的临床表现之一，以腰背痛或周身骨骼疼痛较多见，严重时出现翻身、起坐及行走困难，并可能伴有肌肉痉挛。其他临床表现为身高缩短、驼背、骨折及呼吸系统障碍。

 骨质疏松症的风险因素有哪些？哪些人容易出现骨质疏松症？

骨质疏松症的风险因素包括吸烟，饮酒，浓茶或咖啡摄入过多，光照少，缺钙或维生素 D 或药物因素如长期使用糖皮质激素类药物等。

骨质疏松症的高危人群为老年人、绝经后女性、有家族史者、营养不足、低体重者等。

 骨质疏松症的分类和主要的治疗方法有哪些？

骨质疏松症分为原发性和继发性骨质疏松症两大类，其中继发性骨质疏松症需要针对原发疾病或致病因素进行治疗。

原发性骨质疏松症的药物治疗主要包括：抗骨质疏松治疗和镇痛治疗。

骨质疏松症的分型及特点见表 4-7。

表 4-7 骨质疏松症的分型及特点

分型		特点
原发性骨质疏松症	Ⅰ型,绝经后骨质疏松症	通常发生于女性绝经后 5~10 年内
	Ⅱ型,老年骨质疏松症	通常指 70 岁以后发生的骨质疏松
	特发性骨质疏松症	青少年,病因未明确
继发性骨质疏松症	影响骨代谢的疾病和(或)药物及其他明确病因导致的骨质疏松症	

 临床常用的抗骨质疏松治疗药物有哪些?

临床常用的抗骨质疏松治疗药物主要有骨吸收抑制剂（双膦酸盐类药物、降钙素、雌激素类药物、选择性雌激素受体调节剂）、骨形成促进剂（甲状旁腺激素类似物）、其他类药物（活性维生素 D 及其类似物、维生素 K_2 类药物、锶盐类药物）。

 在骨质疏松症的治疗中，如何应用双膦酸盐类药物?

双膦酸盐类作为绝经后女性骨质疏松症及男性骨质疏松症的一线治疗药物，是目前应用广泛的骨质疏松症治疗药物。长期用药安全考虑优选口服双膦酸盐类药物如阿仑膦酸钠或利塞膦酸钠。对不能耐受口服双膦酸盐或有相对禁忌者（失弛缓症、食管狭窄、食管炎、上消化道疾病者）可选择静脉用双膦酸盐类药物。唑来膦酸是唯一被证实有预防骨质疏松症骨折作用的静脉用双膦酸盐类药物，是临床首选药物。双膦酸盐类药物治疗骨质疏松症的临床应用见表 4-8。

表 4-8　双膦酸盐类药物治疗骨质疏松症的临床应用

药物	适应证	用法	注意事项	使用禁忌
利塞膦酸钠（第三代）	绝经后骨质疏松症和激素引发的骨质疏松症	口服 35 毫克/次，每周一次；或 5 毫克/次，每日一次	普通片晨起空腹口服，缓释型肠溶片早餐后立即服用，200~300 毫升温水送服，保持上半身直立 30min（可站立或坐立）	胃及十二指肠溃疡、反流性食管炎者慎用
唑来膦酸（第三代）	绝经后骨质疏松症；男性骨质疏松症	5 毫克/次，静脉滴注，每年一次	用药前需充分水化，静脉滴注至少 15min 以上	低钙血症者慎用。严重肾功能不全者禁用
阿仑膦酸钠（第二代）	绝经后骨质疏松症；男性骨质疏松症	阿仑膦酸钠肠溶片口服，70 毫克/周或 10 毫克/天；阿仑膦酸钠维生素 D_3 复方制剂，口服每周 1 片	晨起空腹 200~300 毫升温水送服，保持上半身直立 30min（可站立或坐立）	胃及十二指肠溃疡、反流性食管炎者慎用

续表

药物	适应证	用法	注意事项	使用禁忌
伊班膦酸钠（第二代）	绝经后骨质疏松症	注射剂:2毫克加入250毫升0.9%氯化钠注射液中静脉滴注,每3个月口服1次	用药前需充分水化,静脉滴注2小时以上。用药期间多饮水	胃及十二指肠溃疡、反流性食管炎者慎用
		口服片剂:150毫克/片,每月月口服1片	空腹服用,200～300毫升温水送服,保持上半身直立1小时（可站立或坐立）	
氯膦酸二钠（第一代）	各种类型骨质疏松症	400～800毫克/次口服,每日1～2次	空腹服用,服药1小时内避免进食。用药初期可能会出现轻度腹泻	胃及十二指肠溃疡、反流性食管炎者慎用;肝肾功能损害者慎用。严重肾功能不全者禁用
依替膦酸二钠（第一代）	绝经后骨质疏松症和增龄性骨质疏松症	0.2克/次,每日两次	两餐间服药,180～240毫升温水送服,保持上半身直立30min或站立或坐立）。服药2小时内避免抗酸药或高钙食物。连续服用2周后停药11周,之后继续服用第2周期。停药期间建议补充钙剂和维生素D。老年人需减量	肾功能损害者慎用

97

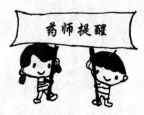

➤ 双膦酸盐类药物在用药前需评估维生素 D 水平，纠正低钙血症及维生素 D 缺乏后方可用药，尤其是静脉给药之前。

➤ 用药期间避免接受侵入性牙科治疗（如拔牙、种植等）。

➤ 用药前需测定血肌酐水平来评估肾功能情况，中重度肾功能损害者（血肌酐＜35 毫摩尔/升）禁用双膦酸盐类药物。

➤ 食管狭窄、食管炎患者及活动性上消化道疾病患者禁用口服双膦酸盐类药物。治疗期间如出现任何食管炎症状也应该立即停药。

➤ 首次使用双膦酸盐类药物后尤其是静脉给药后，可能会出现一过性发热、骨痛、肌痛等类流感样反应，多在用药后 3 天内可缓解。如症状明显也可使用解热镇痛药物如对乙酰氨基酚或布洛芬等抗对症治疗。

➤ 建议用药疗程：口服双膦酸盐类药物 5 年，静脉双膦酸盐类药物 3 年。其后评估骨折风险，如骨折风险仍高，可继续使用双膦酸盐类药物或换用其他抗骨质疏松药物（如特立帕肽或雷洛昔芬等）。

在骨质疏松症的治疗中，如何应用降钙素？

降钙素是一种钙调节激素，能抑制破骨细胞的生物活性、减少破骨细胞数量，减少骨量丢失并增加骨量，可用于绝经后女性骨质疏松症和老年骨质疏松症。降钙素类药物其抗骨质疏松作用相对较弱，其特点是可明显缓解骨质疏松症及其骨折引起的骨痛，是骨质疏松性骨痛的首选治疗药物。除短期应用于骨质疏松症骨折所致疼痛的镇痛治疗外，不作为首选抗骨质疏松药。用药后少数患者可能会出现面部潮红、恶心等不良反应，绝经后女性可能会出现鼻炎、鼻出血等鼻部不适反应。其他不良反应包括超敏反应（如支气管痉挛、舌或喉头水肿、全身过敏反应等）、低钙血症等。降钙素类药物疗程不建议超过 6 个月。降钙素类药物治疗骨质疏松症的临床应用见表 4-9。

表 4-9　降钙素类药物治疗骨质疏松症的临床应用

药品	适应证	用法	注意事项	使用禁忌
依降钙素（鳗鱼降钙素）	骨质疏松症和骨质疏松引起的疼痛等	20 单位肌内或皮下注射每周 1 次；或 10 单位每周 2 次	连续用药不超过 6 个月，不得长期应用。老年人需减量。睡前用药或用药前给予止吐药物可降低不良反应的发生	肝功能不良者慎用

续表

药品	适应证	用法	注意事项	使用禁忌
鲑鱼降钙素	预防因突然制动引起的急性骨丢失和骨痛及其他药物无效的骨质疏松症	注射剂：肌内或皮下注射 50～100 单位/次，一日 1 次或 100 单位/次，隔日 1 次。鼻喷剂：100～200单位/次，一日 1次或隔日 1 次	有潜在增加肿瘤风险的可能，连续用药不能过长（不超过 2 个月）	出现耳鸣、眩晕、哮喘等情况应停药

 在骨质疏松症的治疗中，如何应用雌激素类药物？

雌激素类药物疗法包括雌激素补充疗法和雌、孕激素补充疗法，能减少骨丢失，降低椎体、非椎体及髋部骨折风险，同时可缓解更年期症状。但因为其会增加乳腺癌、脑卒中、静脉血栓栓塞及冠状动脉性心脏病风险，目前已不作为绝经后骨质疏松症的一线选择药物，仅作为不能耐受其他治疗药物的部分患者。

 在骨质疏松症的治疗中，如何应用选择性雌激素受体调节剂？

选择性雌激素受体调节剂用于预防和治疗绝经后骨质疏松症。

常用药物：雷洛昔芬 60 毫克/片，口服，每日 1 次，每次 1 片。用药后可能会出现潮热和下肢痉挛症状。既往有静脉血栓史患者、肝功能减退（包括胆汁淤积）患者禁用。

 在骨质疏松症治疗中，如何应用甲状旁腺激素类似物？

小剂量间断使用甲状旁腺激素类似物可刺激成骨细胞活性，促进骨形成，降低骨折风险。

代表药物：特立帕肽，可能存在骨肉瘤风险，目前仅用于有骨折高风险的绝经后骨质疏松症和其他骨质疏松症，以及其他药物治疗失败的骨质疏松症治疗。20微克/次，皮下注射，每日1次。初次用药需采用坐位或卧位，避免发生直立性低血压。肿瘤骨转移、骨恶性肿瘤病史及高钙血症者慎用。特立帕肽疗程不应超过2年。

 如何正确补充钙剂和维生素 D 来防治骨质疏松症？

充足的钙剂和维生素 D 的摄入对于防治骨质疏松症至关重要。维生素 D 能够加强双膦酸盐类药物抗骨吸收和预防骨折的功效，但维生素 D 和钙剂不应单独用于骨质疏松症的治疗。

钙剂每日推荐摄入量为1～1.2克（1克/天，50～70岁男性；1.2克/天，≥51岁女性以及≥71岁男性），尽可能通过饮食补充；绝经后女性或老年人，在接受骨质疏松症治疗时（如饮食中钙摄入低于700毫克/天）可适当补钙。维生素 D 每日推荐摄入量为800～1000国际单位，60岁及以上老年人群及老年骨质疏松症患者建议钙剂摄入量为1～

1.2 克/天，维生素 D_3 摄入量为 800～1200 国际单位/天。

 在骨质疏松症的治疗中，如何应用活性维生素 D 类药物？

老年人皮肤合成维生素 D 能力下降、肾脏对 25（OH）D 的 1α 羟化能力及消化道吸收功能减弱，使得维生素 D 缺乏在老年人群尤其是老年骨质疏松患者中更为常见。活性维生素 D 及其类似物不需要肾脏 1α 羟化酶羟化就有活性，更适用于老年人、肾功能减退以及 1α 羟化酶缺乏或减少的患者。

常用的用于治疗骨质疏松症的活性维生素 D 及其类似物有 1α 羟维生素 D_3（α-骨化醇）和 1,25 双羟维生素 D_3（骨化三醇）两种，见表 4-10。活性维生素 D 类似物（α-骨化醇、骨化三醇）引起高钙血症、高钙尿症的风险较高，不推荐健康绝经后女性使用活性维生素 D 类药物用于维生素 D 的补充。尤其是骨化三醇，活性更强，仅用于严重的骨质疏松症患者的维生素 D 补充治疗。

表 4-10　活性维生素 D 类抗骨质疏松药物

药品名称	适应证	用法用量	注意事项
α-骨化醇（法能、萌格旺）	绝经后及老年骨质疏松症	0.25～1.0 微克/次，每日 1 次口服	用药期间需监测血钙、尿钙水平，尤其是同时补充钙剂患者，防止出现高钙血症。肾结石者慎用。高钙血症者禁用
骨化三醇（罗盖全）		0.25 微克/次，每日 1 次或 2 次；或 0.5 微克口服每日 1 次	

还有哪些药物可用于骨质疏松症的治疗?

（1）维生素 K_2 类药物　四烯甲萘醌是维生素 K_2 的同型物，可促进骨形成，并有一定抑制骨吸收的作用，可提高骨质疏松症患者的骨量。四烯甲萘醌胶囊 15 毫克/粒，一日 3 次，每次一粒，空腹服用吸收差，须饭后口服。不良反应包括：胃部不适、腹痛、皮肤瘙痒、水肿和转氨酶轻度升高等。本药可能致华法林抗凝作用减弱，因此在服用华法林的患者禁用四烯甲萘醌。

（2）锶盐类药物　代表药物有雷奈酸锶，具有抑制骨吸收和促进骨形成的双重作用，能显著提高骨密度，改善骨微结构，降低骨折风险，用于治疗绝经后骨质疏松症。雷奈酸锶干混悬剂 2 克/袋，口服每次 2 克，睡前服用，建议在进食 2 小时后服用。不建议与钙剂、含镁铝的抗酸药或奶制品等食物同服，以免影响药物吸收。静脉血栓风险患者慎用。重度肾损害患者禁用。既往缺血性心脏病、外周动脉疾病或脑血管疾病、高血压控制不佳患者及长期卧床制动患者禁用。

 骨质疏松症的临床常用镇痛治疗药物有哪些?

骨质疏松引起的骨痛分为急性骨痛和慢性骨痛，急性骨痛通常由脆性骨折及压缩性骨折所致，表现为持续性疼痛，通常联合降钙素类药物＋非甾体抗炎药（或对乙酰氨基酚），疼痛剧烈者也可采用降钙素类药物＋曲马多等强效镇痛药物短期联合给药；并在疼痛缓解后启用抗骨质疏松治疗。慢性骨痛通常为间歇性疼痛，非甾体抗炎药效果欠佳，可选择降钙素类药物联合抗骨质疏松治疗。双膦酸盐类药物对骨质疏松性疼痛亦有一定疗效，但镇痛效果不及降钙素类药物。常用于骨质疏松性骨痛镇痛的非甾体抗炎药见表 4-11。

表 4-11　常用于骨质疏松性骨痛镇痛的常用非甾体抗炎药

药物	分类	给药方法	剂量用法
对乙酰氨基酚	解热镇痛药	口服	0.3～0.6 克/次，每日 3～4 次，24 小时总量不超过 2 克，镇痛连续用药不超过 10 日
塞来昔布	选择性 NSAIDs	口服	0.1 克/次，每日 2 次；或 0.2 克/次，每日 1 次
帕瑞昔布	选择性 NSAIDs	肌注、静脉注射	首剂 40 毫克，其后可间隔 6～12 小时给予 20 毫克或 40 毫克，每日总剂量不超过 80 毫克
美洛昔康	非选择性 NSAIDs	口服	75 毫克/次，每日 1～2 次
尼美舒利	非选择性 NSAIDs	口服	0.05～0.1 克/次，每日 2 次
双氯芬酸钠	非选择性 NSAIDs	口服	75 毫克/次，每日 1～2 次
氟比洛芬酯	选择性 NSAIDs	静脉注射	50 毫克/次，每日 3～4 次，每日最大剂量 200 毫克
萘普生	选择性 NSAIDs	口服	首剂 0.5 克，其后 0.25 克/次，可根据疼痛程度间隔 6～8 小时 1 次
吡罗昔康	选择性 NSAIDs	口服	10 毫克/次，每日 2 次；或 20 毫克/次，每日 1 次

续表

药物	分类	给药方法	剂量用法
氟诺昔康	选择性NSAIDs	肌注或静脉注射	首剂 8 毫克,其后可追加一次 8 毫克,首日最大剂量 24 毫克,其后可 8 毫克/12 小时
布洛芬	选择性NSAIDs	口服	0.2~0.4 克/次,4~6 小时/次,每日最大剂量 2.4 克

痛风

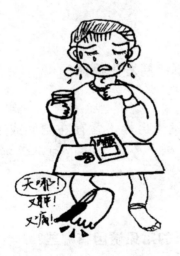

　　55 岁的刘先生身高 170 厘米,体重 80 千克,某日夜间熟睡中突然被拇指的一阵火辣辣的疼痛给痛醒,疼痛剧烈难忍,伴头痛、恶心等症状。次日至医院就诊,医生发现其第一跖趾关节红肿、水肿,经一系列检查检验后确诊为痛风。经医生了解,张先生工作需要经常在外应酬,饮食肥腻并经常饮酒（啤酒居多）。

 痛风发作时有哪些临床表现？

痛风病程分为急性发作期、间歇发作期和慢性痛风石病变期。急性发作期患者常会在深夜突发严重的关节疼痛，疼痛进行性加剧，在 12 小时左右达到高峰，疼痛表现为烧灼、撕裂、刀割、咬噬样，剧烈难忍。关节部位出现红肿和炎症，疼痛感可在 3～10 日内慢慢缓解。最常发病的关节是第一跖骨，其次是膝盖和踝关节，还常见于足背、足跟、手部的关节、肘部等。

 哪类人群容易发生痛风？

痛风患者好发于男性，常存在肥胖或不健康生活方式，通常于 40 岁后起病，女性通常出现于绝经期后，近年来亦有年轻化趋势。

 引发痛风的常见诱因有哪些？

造成痛风的常见原因：
① 饮食因素　肉类、海鲜、啤酒等摄入过多。
② 肥胖　肥胖可导致体内尿酸的增加，肾脏无法彻底代谢多余尿酸。

③ 药物因素 如小剂量阿司匹林、利尿药等。

④ 遗传家族史。

 日常生活中我们怎样预防和避免痛风的发生？

（1）提倡健康生活方式，调整饮食结构

① 戒烟、限酒（尤其是啤酒和白酒）。

② 减少高嘌呤食物（海鲜、肉类、动物内脏）的摄入，多摄入新鲜蔬菜，鼓励适当摄入低脂牛奶等乳制品。尽管油脂不会影响尿酸水平，但它们可能会增加游离脂肪酸的水平并导致急性痛风发作。已证明痛风患者食用适量豆类（包括豌豆）是安全的，除非他们以前曾引起痛风发作。

③ 少摄入富含果糖饮料。

（2）避免剧烈运动，避免受凉，多饮水（每日 2000 毫升）以上。

（3）控制体重，运动时穿舒适鞋，防止关节损伤。过快的减重措施可能引起大量细胞破坏和随后的尿酸生产，从而引发痛风发作。因此，以每月 1 千克的速度逐渐减轻体重为宜。

（4）规律饮食和作息。

（5）筛查心血管危险因素和合并症（高血压、糖尿病、血脂异常、肾脏疾病等等）。

 痛风急性发作期应如何治疗？

及早（24 小时以内）应用低剂量秋水仙碱、非甾体抗炎药

（NSAIDs）或糖皮质激素等（口服、关节内注射或肌内注射），可以有效缓解疼痛。轻中度疼痛，累及少数关节，可单用非甾体抗炎药、口服小剂量秋水仙碱、糖皮质激素。严重疼痛或累及关节较多，建议联合用药控制疼痛。亦有专家推荐局部冰敷作为辅助治疗方案。国外有应用白细胞介素-1 受体拮抗剂作为其他药物无效或禁忌时的次选治疗药物。

（1）非甾体抗炎药　常用于痛风的非甾体抗炎药包括强效的非选择性的萘普生、吲哚美辛及选择性 COX-2 抑制剂依托考昔等。对于持续发作数日需要长疗程用药的患者可选择胃肠道不良反应少的萘丁美酮或 COX-2 抑制剂。

萘普生起始剂量 500 毫克，一日 2 次；吲哚美辛起始剂量 50 毫克，一日 3 次；依托考昔片 120 毫克/次，一日 1 次，最长服用 8 日。

需要注意的是存在心血管疾病或冠状动脉粥样硬化性疾病的患者，使用非甾体抗炎药尤其是 COX-2 抑制剂，可能增加心肌梗死、心力衰竭、脑卒中的风险，需慎用。

（2）秋水仙碱　痛风急性发作期推荐口服小剂量秋水仙碱，以降低腹痛、腹泻、恶心、呕吐等胃肠道不良反应的发生率，建议首剂 1.2 毫克，1 小时后再服用 0.6 毫克；或 0.5 毫克/次，一日 3 次。

（3）糖皮质激素　当患者无法耐受非甾体抗炎药或秋水仙碱的不良反应，或存在相关用药禁忌及治疗无效时，可考虑使用糖皮质激素，可采用关节腔内注射、口服或肌内注射、静脉注射给药。

口服：泼尼松或泼尼松龙 30～50 毫克/日的剂量持续给药 1～3 日，其后一周逐渐减量至停药。

静脉注射或肌内注射：甲泼尼龙 0.5～2 毫克/千克。

在其他治疗效果不佳时，专业医生会考虑糖皮质激素关节腔内注射，但需注意：关节腔内注射需确诊为痛风性关节炎并排除感染，且通常不作为首选治疗，仅在药物治疗效果不佳时考虑。

 痛风发作缓解期如何治疗？

痛风发作缓解期主要进行抗高尿酸血症治疗。

痛风与嘌呤代谢紊乱和（或）尿酸排泄减少所致的高尿酸血症直接相关，高尿酸血症并非都会出现痛风，约三分之一的患者在痛风性关节炎急性发作期间血清尿酸浓度正常，但长期高尿酸血症不经控制可导致慢性肾炎等肾脏病变。尿酸盐可在关节和肾脏部位的沉积，引发严重的疼痛并可能导致痛风石沉积，严重者可出现关节变形破坏、肾功能损害。高尿酸血症通常的诊断标准为：非同一日 2 次测空腹血清尿酸水平为男性＞420 微摩尔/升、女性＞360 微摩尔/升。临床常用的降尿酸药物将在下文"临床常用的降尿酸药物都有哪些？"中详细介绍。

 难治性痛风如何治疗？

（1）普瑞凯希或拉布立酶（聚乙二醇重组尿酸酶制剂）可用于传统降尿酸治疗无效的难治性痛风，但国内尚未上市。

（2）反复发作、常规药物无法控制的难治性痛风患者，可考虑白细胞介素 1（IL-1）或肿瘤坏死因子 α（TNF-α）拮抗剂。

（3）如痛风石出现局部并发症（感染、破溃、压迫神经等）或严重影响生活质量时，亦可考虑手术治疗。

 哪些痛风患者需要进行降尿酸治疗?

（1）根据 2020 年中国医师协会风湿免疫科医师分会痛风专业委员会公布的《痛风诊疗规范》推荐，如果存在以下情况需要立即开始药物降尿酸治疗：

① 痛风性关节炎发作≥2 次。

② 痛风性关节炎发作 1 次且合并以下任何一项：年龄＜40 岁、血清尿酸＞480 微摩尔/升、有痛风石、尿酸性肾结石或肾功能损害、高血压、糖尿病、血脂紊乱、肥胖、冠心病、脑卒中、心功能不全。

（2）根据 2020 年美国风湿病学会痛风管理指南推荐对于痛风频繁发作（≥2 次/年）、有一个或多个痛风石或已经出现有痛风相关影像学损害改变的这三类患者需要进行降尿酸治疗。

因此对于广大患者是否需要开始降尿酸治疗，需要由正规医疗机构的专科医生根据个体情况来进行综合评估判断，不建议自行判断服用降尿酸药物，及时就医由专业的医生来制定具体治疗方案才是正确之举。

 痛风患者降尿酸治疗需要达到怎样的目标标准?

对所有痛风患者，建议将血清尿酸水平控制＜360 微摩尔/升，对严重痛风患者（如有痛风石的患者），建议血清尿酸水平控制<300 微摩尔/升。为降低痛风发作率，建议缓慢降低血清尿酸，每月不超过 59～119 微摩尔/升。

 尿酸是不是降得越低越好?

错! 正常范围的血清尿酸对人体具有重要生理功能，血清尿酸过低可能增加阿尔茨海默病（俗称的老年痴呆症）、帕金森综合征等神经退行性疾病的风险，因此通常建议降尿酸治疗时血清尿酸不低于 180 微摩尔/升。

 临床常用的降尿酸药物有哪些?

临床常用的降尿酸药物包括：抑制尿酸合成类药物（别嘌醇、非布司他）和促尿酸排泄类药物（苯溴马隆、丙磺舒）。与其他降尿酸药物相比，别嘌醇（低剂量开始）是所有患者［包括中重度 CKD（CKD>3 级）的患者］首选的一线降尿酸药物，但考虑到亚裔人群应用别嘌醇出现超敏反应综合征的风险较高，建议有条件时可进行基因检测。国内专家组亦推荐非布司他、苯溴马隆作为痛风患者一线降尿酸药物。

此外还有一些碱化尿液的药物。

尿液 pH 6.2～6.9 有利于尿酸炎结晶溶解和排出，但尿液 pH>7.0 则易形成草酸钙或其他结石，因此，碱化尿液期间需要检测尿 pH。常用碱化尿液的药物包括碳酸氢钠和枸橼酸氢钾钠。

这些药物的使用需要到正规医疗机构在进行检查检验

后，由专科医生根据个人病情特点选择最合适的降尿酸药物，不建议擅自服用降尿酸药物。

 痛风的患者如何预防痛风的急性发作？

小剂量秋水仙碱0.5毫克，1～2次/日和或低剂量非甾体抗炎药（联合质子泵抑制剂保护胃黏膜）连续使用3～6个月，不能耐受或有相关禁忌证者可采用小剂量糖皮质激素如泼尼松5～10毫克/日或泼尼松龙，连续使用3～6个月，同时持续降尿酸治疗。

 什么是无症状高尿酸血症？无症状高尿酸血症患者是否需要服用降尿酸药物进行治疗？

（1）无症状高尿酸血症也就是体检出有高尿酸血症，两次非同一天检测血清尿酸≥420微摩尔/升，但无痛风发作史或痛风石等病症者。

（2）建议无症状高尿酸血症患者如果有下列情况时那就需要开始进行降尿酸药物治疗：

① 血清尿酸水平≥540微摩尔/升。

② 血清尿酸水平≥480微摩尔/升并且伴有高血压、脂代谢异常、糖尿病、肥胖、脑卒中、冠心病、心功能不全、尿酸性肾石病、肾功能损害（≥CKD 2期）其中一项并发症的。

③ 无其他合并症的高尿酸患者建议血清尿酸控制在420微摩尔/升以内；伴合并症时，建议控制在360微摩尔/升

以内。

④ 国内专家组推荐别嘌醇或苯溴马隆可作为无症状高尿酸血症患者一线降尿酸药物。

部分高尿酸血症患者无症状表现，但长期高尿酸血症可导致肾脏病变，并且与心血管风险相关，因此即使未出现疼痛等症状，仍需要引起重视，通过饮食调整、合理运动减重、生活方式改变等来控制高尿酸情况，并应及时至正规医疗机构找专科医生根据具体情况来判断是否需要服用降尿酸药物治疗。

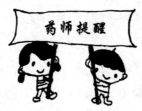

➤ 一些营养补充剂如维生素 C 等，经权威指南研究证实对痛风患者的血清尿酸水平并无改善作用。听信保健品的广告宣传自行用药存在较大风险，痛风患者应及时到正规医疗机构请专科医生诊治用药。

➤ 除药物治疗外，痛风患者及高尿酸血症患者的饮食习惯、生活方式均要改善，戒烟少酒，减少肉类制品摄入，多食新鲜蔬果。动物内脏、贝壳类、海产品这些高嘌呤食品，痛风患者或高尿酸血症者都要减少或避免食用，适当添加低脂乳制品，但我们需要知道饮食控制并不能代替降尿酸药物的治疗。

> ➤ 通过慢跑、散步、瑜伽等轻缓运动来控制体重，还要避免剧烈运动和骤然受凉。

> ➤ 尿酸水平偏高时还需要排除正在使用的药物因素，很多药物如利尿药（呋塞米、托拉塞米、布美他尼、氢氯噻嗪等）、降压药吲达帕胺、阿司匹林、抗肿瘤药物、免疫抑制剂（如环孢素）、抗结核药（吡嗪酰胺）、抗菌药物（青霉素、氧氟沙星），以及烟酸、华法林等都可导致尿酸水平升高。

> ➤ 虽然阿司匹林对血尿酸有一定影响，但长期服用小剂量阿司匹林抗血小板治疗的心血管疾病患者不建议自行停药。

> ➤ 痛风伴有糖尿病、高血压、高脂血症的患者到正规医疗机构在专业医生或临床药师指导下选择合适的药物。

 ## 神经病理性疼痛有哪些？

神经病理性疼痛是指病变累及、损害到外周或中枢神经系统，或者是神经系统原发性损害所引发的疼痛。这类疼痛的性质特点与我们常见的其他疼痛存在有较大区别，常表现为刀割样、电击样、烧灼样、针刺样、撕裂样、牵扯紧绷样、麻木样疼痛感。一旦出现神经病理性疼痛，其疼痛往往表现为进行性加重。例如临床常见的带状疱疹后遗神经痛，如果前期疼痛没有得到及时、有效控制，可能会由最初的疱疹部位剧烈疼痛逐渐发展为全身性疼痛。因此，对于神经病理性疼痛早期及时有效的疼痛治疗非常重要。临床常见的神经病理性疼痛主要包括糖尿病周围神经痛、带状疱疹后遗神经痛、三叉神经痛等。下面我们将分别为大家介绍临床常见的神经病理性疼痛的治疗方法。

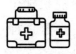

糖尿病周围神经痛

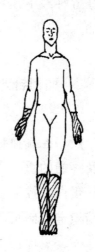

刘大爷今年 68 岁，患糖尿病 10 多年了。由于用药依从性差及日常饮食控制不佳，其血糖控制情况不稳定，时高时低，刘大爷也未引起重视。近日某夜间刘大爷被双足一阵阵刺痛痛醒，辗转难眠，其后夜间时常发生，有时连触及床单、被褥也会痛。就诊时，内分泌科医生告知其双足刺痛为糖尿病并发症，是糖尿病引发的周围神经病变。医生提醒刘大爷需要严格控制血糖，按时遵医嘱服用降糖药物，并适当控制饮食。

 糖尿病周围神经病变有哪些临床表现？

糖尿病周围神经病变引发的疼痛是糖尿病最常见的慢性并发症之一，病变常累及周围神经，表现为对称性四肢远端部位的运动、感觉障碍，下肢多于上肢，会出现肢体麻木、疼痛（针刺样、烧灼样、放电样、捆绑样疼痛）、瘙痒（似有蚂蚁在爬）、感觉迟钝（温度变化、针刺时感觉消失）、感觉异常（有时轻微触碰或轻微刺激如碰触衣物、床单即致痛）、下肢单侧或双侧肌肉萎缩无力，腱反射减弱或消失。常常从患者脚趾向上，双侧对称性扩散，呈袜套样分布至双足及下肢部位，偶尔也可累及双手，如指尖。疼痛症状常于夜间加重，影响睡眠，并可能导致患者出现焦虑、烦躁、抑郁及睡眠障碍，严重时还可能出现足部溃疡。此外，若不及时控制糖尿病周围神经病变还可能引发腕管综合征、踝管综合征等神经卡压综合征，会进一步加剧双足或手部的麻木、疼痛。

 如何针对病因治疗糖尿病周围神经病变?

严格控制血糖并保持血糖稳定是防治糖尿病周围神经病变及疼痛的重要手段。痛性糖尿病周围神经病变患者的糖化血红蛋白应控制在低于 7% 水平，最好能控制在 6.5% 以下。血糖稳定控制可改善疼痛情况，延缓神经病变进展。

 糖尿病周围神经痛的镇痛治疗药物有哪些?

糖尿病周围神经痛的镇痛治疗药物首选：度洛西汀、文拉法辛、普瑞巴林、加巴喷丁、阿米替林。以上药物疗效不佳时可遵医嘱酌情采用曲马多或阿片类药物如吗啡、羟考酮等，因存在潜在滥用依赖风险，只可短期用于严重的疼痛控制。此外，还有局部镇痛药物如局部用辣椒碱软膏，局部用5％利多卡因凝胶及贴片，硝酸甘油贴膜剂、硝酸异山梨酯喷雾等。糖尿病周围神经痛的镇痛治疗药物见表4-12。

表4-12 糖尿病周围神经痛的镇痛治疗药物

药品	规格	常用剂量	常见不良反应	注意事项
度洛西汀	20毫克；30毫克	起始剂量20～30毫克睡前服用，可根据耐受情况逐渐增加至60毫克/日，分1～2次口服。最高剂量120毫克/日	恶心、嗜睡、头晕、食欲下降、便秘、震颤	镇痛作用起效较慢，常常需要1周才能缓解疼痛。停药需缓慢减量
文拉法辛	75毫克	开始剂量为一次25毫克，一日2～3次，逐渐增至一日75～225毫克，分2～3次口服	恶心、厌食、腹泻、头痛、嗜睡、失眠、头晕或震颤	疼痛控制后需逐渐缓慢减量，避免骤然停药
普瑞巴林	75毫克	起始剂量50毫克/次，一日3次，根据疼痛控制及耐受情况，可逐渐增加至100毫克/次，每日3次，最大剂量600毫克/日	头晕、头痛、嗜睡、外周水肿、体重增加	肾功能不良患者减量应用。疼痛控制后不可骤然停药，需缓慢减量
加巴喷丁	0.1克；0.3克	第一日0.1克，睡前服用；第二日0.1克/次，口服，早晚2次，第三日起0.1克/次，每日3次。其后根据耐受情况和疼痛控制情况可逐渐加量，可至每日0.9～1.8克	头晕、头痛、嗜睡、外周水肿、体重增加、腹泻	肾功能不良患者减量应用。疼痛控制后不可骤然停药，需缓慢减量

117

药品	规格	常用剂量	常见不良反应	注意事项
阿米替林	25毫克	起始剂量半片(12.5毫克)或一片(25毫克)睡前服用,可根据耐受情况和疼痛控制情况缓慢加量,可至150毫克/日,分次服用	嗜睡、口干、体重增加、尿潴留、便秘、直立性低血压、心率加快	可导致心源性猝死,高龄患者慎用,青光眼、癫痫病史、伴有心血管疾病者避免使用

 糖尿病周围神经病变还有哪些辅助治疗药物?

此外还有一些辅助修复和改善糖尿病周围神经病变的药物,如神经修复(神经生长因子)、抗氧化应激(硫辛酸)、改善微循环〔前列腺素 E1、贝前列素钠、钙通道阻滞药(如美西律等)、活血化瘀中成药物等〕、改善代谢(依帕司他)、营养神经(肌醇、亚麻酸)、支持治疗(甲钴胺)。

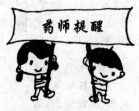
药师提醒

➤ 有部分(约30%～40%)糖尿病周围神经病变的患者在早期病变时无症状,不易察觉,还有一部分轻中度糖尿病周围神经病变患者易被漏诊,需引起重视。

> ➤ 糖尿病患者需要改变生活方式，积极锻炼，健康饮食，严格控制体重，控制血压和血脂，戒烟、少饮酒。
>
> ➤ 平稳控制血糖是防治糖尿病周围神经病变及疼痛的根本因素。不仅要降低血糖，还有平稳控制血糖，避免出现血糖波动。

带状疱疹有哪些主要的临床表现？

带状疱疹后遗神经痛是急性带状疱疹皮疹痊愈后出现的后遗神经痛，老年人、体弱患者疼痛发生率高、疼痛剧烈。常见于单侧胸部、眼部（三叉神经眼支支配区域）、颈部等部位，表现为持续性烧灼样、紧束样或阵发性电击样、刀割

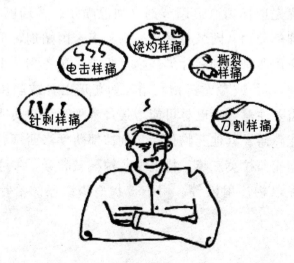

样、撕裂样疼痛，也可表现为针刺样疼痛。并可能存在难忍的发痒和感觉异常。

 带状疱疹的好发人群及常见的诱因有哪些?

带状疱疹的好发人群：高龄、细胞免疫缺陷者。遗传易感性、机械性创伤、系统性疾病（如糖尿病、肾脏病、发热、高血压等）、精神压力大、劳累等是带状疱疹常见的诱因。女性发生带状疱疹风险高于男性。老年患者疼痛往往表现更严重，常伴有焦虑、睡眠障碍等情况。

 临床常用的用于带状疱疹镇痛的治疗药物有哪些?

轻度疼痛可考虑对乙酰氨基酚或其他非甾体抗炎药，中度疼痛优先选择钙通道调节剂（加巴喷丁、普瑞巴林）、三环类抗抑郁药物（阿米替林）、5％利多卡因贴剂，重度疼痛可短期应用曲马多和阿片类药物（吗啡、羟考酮、丁丙诺啡透皮贴剂等），或考虑药物联用，如普瑞巴林或联用羟考酮等，但需要注意普瑞巴林可能增强羟考酮等认知功能障碍和运动功能障碍。其他药物包括：抗抑郁药度洛西汀、文拉法辛，抗癫痫药拉莫三嗪、托吡酯，辣椒碱软膏，牛痘疫苗致炎兔皮提取物注射液等。用于带状疱疹镇痛的治疗药物见表 4-13。

表 4-13　用于带状疱疹镇痛的治疗药物

药物	治疗方案	注意事项
普瑞巴林	起始剂量 150 毫克/日,首剂建议睡前服用,可在一周内根据疼痛控制情况及耐受情况逐渐加量至 300 毫克/日,分次服用,最大剂量 600 毫克/日	肾功能不良患者应减量应用。初次服用可能出现头晕、嗜睡。急性胰腺炎者禁用加巴喷丁
加巴喷丁	起始剂量 300 毫克/日,首剂建议睡前服用,可在数周内根据疼痛控制情况及耐受情况,逐渐加量至有效剂量,通常有效剂量为 900~1800 毫克/日	
阿米替林	首剂睡前服用,每次 12.5~25 毫克,根据患者反应逐渐缓慢加量,最大剂量为 150 毫克/日	青光眼、严重心血管疾病者禁用
曲马多	小剂量起始,每次 25~50 毫克,每日 1~2 次,每日最大剂量为 400 毫克	可能出现恶心、呕吐、头晕、嗜睡、共济失调、便秘、尿潴留
阿片类药物（吗啡、羟考酮、丁丙诺啡等）	仅短期用于重度疼痛	可能出现恶心、呕吐、头晕、嗜睡、便秘、尿潴留
度洛西汀	起始剂量每日 20~30 毫克,可根据情况逐渐加量,最高剂量为 120 毫克/日,分次服用	可能出现恶心、口干、便秘、食欲下降、疲乏、嗜睡、出汗增多、血压升高
文拉法辛	有效剂量为每日 150~225 毫克	
辣椒碱软膏	外用	可能出现局部皮肤瘙痒、红斑、皮炎等
牛痘疫苗致炎兔皮提取物	肌内或静脉注射,每次 1 支,每日 1~2 次。疗程通常为 2 周	可能会出现头晕、头痛、恶心、呕吐、血压升高、皮疹等

带状疱疹还有哪些其他治疗方法？

带状疱疹的其他治疗方法还有区域神经阻滞及交感神经阻滞，针灸，理疗，外用搽剂配合电生理治疗，椎管内注药，生理治疗如经皮肤、经脊髓、经下丘脑电刺激镇痛以及射频神经毁损术等。

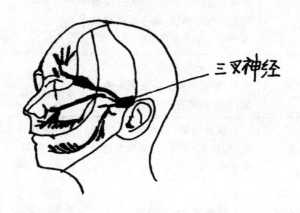

三叉神经

三叉神经痛有哪些独特的临床表现？

三叉神经痛表现为发作性，突然发作的单侧颜面部电击样、刀割样、针刺样、烧灼样、撕裂样剧烈疼痛，常突然发作、突然停止，通常持续数秒到两分钟以内。起病初期，发作次数较少，间歇期较长；随着病情进展，发作逐渐频繁，间歇期缩短。疼痛常发生于单侧（97%），右侧居多（57%），少部分患者可累及双侧，两侧疼痛发作区不对称。日常头面部活动如洗脸、进食、刷牙甚至风吹、说话等即可刺激疼痛发作，被称为"扳机点""触发点"（主要位于上下唇、鼻翼、眉弓等处）。疼痛发作时由于面部肌肉痉挛性抽搐，可能出现患侧口角歪斜。三叉神经痛通常较少发生于夜间。

 三叉神经痛的好发人群都有哪些？

三叉神经痛好发于 40 岁以上的中老年患者，女性多发。

 三叉神经痛的具体分类及其致病因素有哪些？

三叉神经痛传统分为原发性三叉神经痛和继发性三叉神经痛。原发性三叉神经痛检查未发现明显相关的器质性或功能性病变，可能存在血管压迫，又称为经典型三叉神经痛。继发性三叉神经痛主要由颅内外器质性病变引发，如肿瘤压迫神经、炎症侵犯、多发性硬化症等。

 三叉神经痛有哪些治疗药物？

目前三叉神经痛的主要治疗药物为抗癫痫药，首选卡马西平。

卡马西平起始剂量 100～200 毫克，每日两次，可逐渐根据患者耐受情况以每日增加 200 毫克的幅度增加剂量，直至疼痛充分缓解，维持剂量为每日 600～800 毫克，分两次口服，最大总剂量 1200 毫克。不良反应：恶心、呕吐、嗜睡、镇静、头晕、步态异常、低钠血症、骨髓抑制等，鉴于其存在重症多形红斑及中毒性表皮坏死松解症的风险，建议初次用药前进行 HLA-B1502 等位基因检测。

使用卡马西平无效或无法耐受卡马西平不良反应以及 HLA-B1502 等位基因检测阳性者可采用奥卡西平作为一线替代用药。起始剂量每日 600 毫克，分两次口服，可根据患者耐受情况每三日逐渐增加剂量 300 毫克，直至每日总剂量 1200～1800 毫克。奥卡西平的主要不良反应：嗜睡、乏力、头痛、头晕、运动功能失调及恶心、呕吐、腹痛等胃肠功能障碍。不良反应较卡马西平轻微，安全性高于卡马西平。

难治性三叉神经痛：可采用卡马西平（卡马西平不能耐受者选择奥卡西平）加用巴氯芬、加巴喷丁、拉莫三嗪、托吡酯等其他辅助镇痛药物联合镇痛。也可选择短期应用阿片类药物如吗啡、氢吗啡酮、羟考酮等，但需注意镇静、呼吸抑制等中枢系统不良反应及潜在依赖风险。

其他治疗药物：A 型肉毒毒素、普瑞巴林、静脉滴注磷苯妥英钠、苯妥英或利多卡因等。匹莫齐特疗效确切但存在镇静、心律失常、震颤等严重副作用，临床应用较少。

 ## 三叉神经痛还有哪些其他治疗方法？

三叉神经痛的其他治疗方法有神经阻滞、外科微血管减压术。其中三叉神经痛阻滞有较好的镇痛作用，通常以局麻药和糖皮质激素对三叉神经进行阻滞，辅以药物治疗，可以疗效加倍，快速止痛。而外科微血管减压术是原发性三叉神经痛的首选治疗方法，也是唯一可以根治三叉神经痛的治疗方法。当药物治疗无效或无法耐受不良反应时可考虑采用外科微血管减压术。

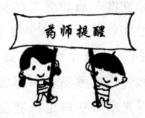

➤ 卡马西平用药期间需要严密监护，建议患者定期随诊，到医院监测肝肾功能、电解质、血常规等变化，确保安全用药。

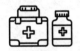

头痛

临床药师在医院药学门诊接待了一位头痛频繁发作的患者，张小姐是一位公司白领，平时工作繁忙经常需要加班，饮食生活、作息也常常不规律，日常熬夜，半年来时常感觉头痛难忍，便自行在药店购买了镇痛片，每次头痛时吃一粒，但近来头痛发作频繁，并已影响其日常工作和生活。药师提醒其立即就诊，明确相关诊断后针对性用药，不建议自行长期服用镇痛药，以免延误病情还可能造成药物过度使用性头痛。

常见头痛的病因有哪些?

　　头痛作为一种常见疾病,可严重影响患者的工作及生活状态。头痛可分为原发性头痛和继发性头痛,其中原发性头痛又分为偏头痛、紧张性头痛、丛集性头痛、三叉神经痛、药物过度使用性头痛。而继发性头痛只是作为一种临床症状,常发生于头颈部外伤或颅脑、颈部血管性疾病等,此外鼻窦炎、牙周炎、青光眼等疾病也可能会引发头痛,这类继发性头痛需要针对治疗原发性疾病进行治疗。本文主要介绍原发性疼痛的治疗,其中三叉神经痛详见前文相关内容。需要提醒的是:引发头痛的病因较多,无论哪种头痛,应第一时间到正规医疗机构就诊,明确诊断,在专业医生或临床药师指导下合理使用药物。

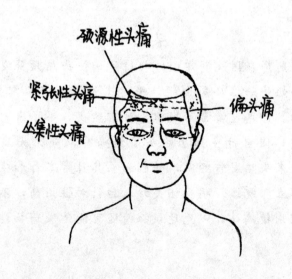

偏头痛的常见临床表现和好发人群有哪些?

偏头痛是最常见的原发性头痛之一,60％存在遗传家族史,好发于女性,可反复发作。临床表现为单侧(约50％)或双侧搏动性,中重度疼痛;重度剧烈偏头痛多发于偏侧头部,并伴有恶心、呕吐、畏光、畏声等情况。

 偏头痛的诱发因素有哪些?

偏头痛的发病机制未明,可由环境因素(气候变化、气味、食物、强光、强声等)、药物因素(如口服避孕药)、内分泌变化(月经期易发)及心理因素(紧张、焦虑、抑郁等)而诱发。

 临床常用的治疗偏头痛的药物有哪些?

偏头痛目前尚无法根治,但治疗可有效控制、减轻疼痛症状,减少和预防头痛发作。

药物治疗包括:急性发作期治疗用药和预防性用药。急性发作期治疗用药分:非特异性药物和特异性治疗药物。非特异性药物主要包括常见的解热镇痛类药物以及复方制剂(解热镇痛药＋咖啡因成分)、止吐药物、阿片类药物及镇静药物、糖皮质激素。特异性药物主要包括曲普坦类药物、麦角胺类、降钙素基因相关肽(CGRP)受体拮抗剂等。

　　偏头痛急性发作期药物选择有两种办法。

　　① 阶梯法：偏头痛发作时先采用非特异性药物（如解热镇痛类药物），如疗效不佳可加用特异性治疗药物（如曲普坦类、麦角胺类等）。

　　② 分层法：根据疼痛发作程度及既往对头痛治疗药物的反应来选择，如轻中度疼痛可选择非特异性药物（如解热镇痛类药物）；疼痛较为严重可选择特异性治疗药物（如曲普坦类、麦角胺类等）。

解热镇痛药及其复方制剂如何应用于偏头痛的治疗？

　　常用的解热镇痛药包括阿司匹林、酮洛芬、布洛芬、萘普生、双氯芬酸及托芬那酸等。多数解热镇痛药物可单独应用治疗偏头痛发作，也可与咖啡因或止吐药物（如甲氧氯普胺等）联合应用，疗效优于单用。例如阿司匹林与甲氧氯普胺联用、阿司匹林与对乙酰氨基酚和咖啡因三药联用等。其中对乙酰氨基酚不推荐单独应用，其通常联用曲马多或利扎曲普坦可获较好的疗效。

　　➤ 偏头痛发作早期及时用药，效果更佳。但不

建议频繁、长期使用镇痛药物控制头痛。尤其是针对含有咖啡因成分的复方制剂，更需要避免长期、频繁应用，以免发生药物过度使用性头痛。通过单一品种的药物连续使用不要超过 15 天，复方制剂或联合用药不要超过 10 天。

曲普坦类药物如何应用于偏头痛的治疗？

该类药物属于选择性 5-HT_1 受体激动剂类，主要包括舒马曲坦（舒马普坦）、佐米曲普坦、利扎曲普坦、那拉曲普坦、阿莫曲坦、依来曲普坦、夫罗曲坦。建议该类药物在头痛发作早期及早应用，但不建议头痛发作先兆期应用。发作早期可联合甲氧氯普胺或解热镇痛药，可增加疗效，减少复发。曲普坦类药物其中一种无效或失去疗效时，可以在 24 小时后尝试换用另一种曲普坦类，仍可能有效。本类药物通常有口服、经鼻给药两种方式。

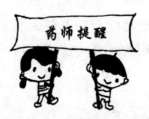

药师提醒

➢ 曲普坦类药物存在收缩血管的作用，因此有心血管疾病的患者禁止使用。本类药物还可降低惊厥阈值，因此癫痫病史、脑损伤患者需慎用。此外，不建议长期使用，曲普坦类药物连用超过 9 天，可能会产生药物过度应用性头痛发生的风险。

 麦角胺类药物如何应用于偏头痛的治疗？

麦角胺类药物属于非选择性 5-HT$_1$ 受体激动剂类。包括酒石酸麦角胺片、甲磺酸双氢麦角胺注射液以及麦角胺咖啡因复方制剂等。该类药物疗效不及曲普坦类，且易致恶心、呕吐等不良反应，长期频繁应用也会致药物过度使用性头痛发生。但其复发率低、半衰期长，适用于头痛发作时持续时间长的患者。

 止吐类药物如何应用于偏头痛的治疗？

偏头痛的发作常常伴发恶心、呕吐等，并可能造成水电解质紊乱。在偏头痛治疗药物基础上联用止吐药物，还可增加疗效。偏头痛常用的止吐类药物包括甲氧氯普胺和多潘立酮，见表 4-14。

表 4-14　偏头痛常用的止吐类药物

止吐药物	使用方法	注意事项
甲氧氯普胺	口服 10～20 毫克	不良反应有椎体外系反应,癫痫患者、肌张力障碍者以及妊娠期和哺乳期妇女、10 岁以下儿童禁用
	肌内注射 10 毫克	
	静脉注射 10 毫克	
多潘立酮	口服,10 毫克,一日 3 次	没有椎体外系不良反应等中枢症状

阿片类药物及镇静类药物是否可应用于偏头痛的治疗?

阿片类药物及镇静类药物长期使用具有成瘾风险,不作为发作期首选,仅用于其他药物治疗无效的严重头痛患者的二线选择,须慎重使用。

糖皮质激素是否可应用于偏头痛的治疗?

在临床上亦有使用糖皮质激素,但目前尚缺乏足够循证依据。主要用于严重性偏头痛发作或偏头痛持续状态的控制,常用泼尼松 50～100 毫克,静脉滴注;或地塞米松注射液 10 毫克,静脉滴注。

偏头痛的预防性用药有哪些?

偏头痛的预防用药主要适用于发作次数较多,发作期治疗效果不佳，对患者工作生活造成较多影响，月经期偏头痛，以及某些特殊类型偏头痛（如果偏头痛性脑梗死、脑干先兆偏头痛、偏瘫型偏头痛等）。常用药物包括：β 受体阻滞药（普萘洛尔、美托洛尔、比索洛尔、阿替洛尔等）；钙通道阻滞药［氟桂利嗪（西比灵）、维拉帕米等］；抗癫痫药物（丙戊酸钠、托吡酯、加巴喷丁等）；抗抑郁药物（阿米替林）；神经毒素类药物（A 型肉毒毒素）；5-羟色胺受体拮抗剂（苯噻啶）。

需要选择头痛预防性治疗的偏头痛患者，建议到正规医院由专业医生或药师指导下根据具体病情选择用药。

 妊娠期、哺乳期女性发生偏头痛应该如何选择药物治疗？

妊娠期、哺乳期女性发生的偏头痛须禁用曲普坦类、麦角胺类药物。首选对乙酰氨基酚，其次可选择非甾体抗炎药（仅在妊娠第二阶段可使用）；难治性头痛可在医生及药师指导下使用糖皮质激素。

 偏头痛还有哪些非药物干预治疗方法？

偏头痛的非药物干预治疗方法包括：按摩、理疗、针灸、经颅磁刺激等手段，对偏头痛的缓解均有一定疗效。

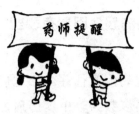

> ➤ 除头痛发作时积极配合治疗控制疼痛症状外，偏头痛患者还需要注意早睡早起，规律生活作息，控制自身情绪，避免过激情绪刺激，对天气变化及时做好应对，减少和避免头痛诱发因素。此外妊娠期偏头痛患者不建议预防性应用药物治疗。

 紧张性头痛的临床表现有哪些?

　　紧张性头痛又称为肌收缩性头痛，是常见的原发性头痛之一。临床表现为双侧颞部、枕部或整个头部紧箍样或压迫样疼痛，可伴有颈肩部肌肉僵硬。

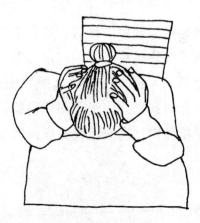

紧张性头痛的起病因素有哪些?

紧张性头痛的起病因素往往与心理应激相关。女性略多于男性。紧张性头痛多数为轻中度疼痛,多数情况下不会影响患者正常工作、学习和生活。

 紧张性头痛的非药物治疗方法有哪些?

紧张性头痛的非药物治疗方法主要包括健康教育,帮助患者排除心理压力,鼓励患者规律饮食、减少摄入浓茶、咖啡等影响睡眠质量的饮料,维持正常的作息时间,早睡早起等。还可通过按摩、推拿、针灸等措施帮助患者改善症状。

 紧张性头痛急性发作时有哪些治疗药物?

紧张性头痛通常为轻中度疼痛,通常采用对乙酰氨基酚或非甾体抗炎药等解热镇痛药,如布洛芬等,其中布洛芬疗效优于对乙酰氨基酚,但对乙酰氨基酚胃肠道副作用较少。而含咖啡因的复方制剂疗效优于单用非甾体抗炎药,但不建议长期应用,存在药物过度应用性头痛的风险。

应该如何预防性治疗慢性紧张性头痛？

紧张性头痛如慢性持续性存在，无缓解，需考虑患者存在焦虑或抑郁等心理因素，建议及时就医明确诊断后针对性治疗相关疾病。慢性紧张性头痛的预防性治疗包括：抗抑郁类药物（阿米替林、文拉法辛、米氮平等）。慢性紧张性头痛治疗药物对比见表4-15。

表 4-15 慢性紧张性头痛治疗药物对比

药品	使用方法	注意事项
阿米替林	小剂量 10～25 毫克起始，维持剂量 30～75 毫克/天，睡前 1～2 小时服用	不良反应：口干、嗜睡、可能致直立性低血压、心律失常。老年人对本药敏感性比较高
文拉法辛	150 毫克/天	不良反应：嗜睡、头晕、心悸、血压升高
米氮平	30 毫克/天	主要用于难治性慢性紧张性头痛，对阿米替林无效的患者
乙哌立松	50 毫克，口服，一日 3 次，餐后服用	老年人减量应用

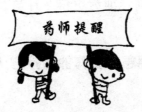

药师提醒

➤ 对于紧张性头痛，学会释放压力，早睡早起，

> 规律生活，减少刺激性茶饮等是重点。对于持续存在无改善的紧张性头痛患者，建议及时就医，排除抑郁、焦虑等病症，针对性用药。

 丛集性头痛的临床表现有哪些?

丛集性头痛属于较严重的原发性头痛，常发生于单侧眼眶周围或颞部，常常伴有自主神经症状如同侧眼部流泪、结膜充血、鼻塞、流涕、眼睑下垂、眼睑水肿，或伴有坐立不安、激惹症状。发作时可出现剧烈、尖锐、压榨样、烧灼样的非搏动性疼痛，可持续 15 分钟至 3 小时不等。

 丛集性头痛的发病特点有哪些?

丛集性头痛好发于男性，其显著特点为周期性发作，常在每日同一时间发作，高峰期为上午或睡眠中发作，可持续数周至数月，发作高峰期为每年 2 月与 6 月。

 丛集性头痛急性发作的治疗方法有哪些?

丛集性头痛急性发作的治疗方法有吸氧疗法、舒马曲坦皮下注射、佐米曲普坦鼻腔给药、利多卡因鼻腔滴入等等。

见表 4-16。

表 4-16　丛集性头痛的急性发作治疗

方法	具体措施
吸氧疗法	纯氧 7~12 升/分钟
舒马曲坦	口服无效。皮下注射 6 毫克;20 毫克鼻腔给药。皮下注射效果更显著。每日只能应用两次
佐米曲普坦	2.5 毫克鼻腔给药,2 小时后可重复一次,24 小时最大总量 10 毫克
利多卡因	利多卡因 1 毫升经患侧鼻腔滴入,15 分钟后可重复一次
蝶腭神经节阻滞	可卡因、利多卡因(需要由专业医师操作)

 丛集性头痛的预防性治疗有哪些方法?

丛集性头痛属于发作时疼痛最为剧烈的头痛之一，发作前无相关征兆，并可在一段时期内密集发作，严重影响患者的工作、生活。而当前临床对丛集性头痛的发病机制、病因等尚未明确，发作时的药物治疗也仅为对症治疗，因此对于发作频繁的患者可以考虑预防性用药，提高生活质量。

枕骨下类固醇注射是减少丛集性头痛急性发作次数有效的方法之一。

 丛集性头痛预防治疗药物有哪些?

丛集性头痛的预防治疗药物见表 4-17。

表 4-17 丛集性头痛预防治疗药物

药品		使用方法	注意事项
维拉帕米		起始剂量 360 毫克/天,随后可根据情况增加剂量,最大剂量每日 720 毫克/天	不良反应:便秘、眩晕、肢端水肿、低血压、疲劳感、心动过缓。需注意不能和常见的降压药、心血管类药物如美托洛尔(倍他乐克)等 β 受体阻滞药联用
糖皮质激素(泼尼松)		60 毫克,早晨服用,连续服用 3 天,然后每隔 1～3 日减量 10 毫克,直至减完	不良反应:大剂量或长期应用可能引起糖尿病、高血压、消化性溃疡、类库欣综合征,还会抑制下丘脑-垂体-肾上腺功能,老年人尤其更年期后的女性还可能引起骨质疏松症
碳酸锂		起始剂量 600 毫克/天,分次给药,可根据情况增加剂量 300 毫克/天,但需定期监测锂血浆浓度	不良反应:恶心、失眠、姿势性震颤、视物模糊等,长期使用可致甲状腺功能减退症、尿崩症
抗癫痫药	托吡酯	起始剂量 25 毫克/天,根据情况可每 3～7 天增加 25～50 毫克,最高剂量每日 200 毫克	不良反应:眩晕、嗜睡、认知障碍
褪黑素		每日口服 10 毫克	

 丛集性头痛还有哪些其他治疗方法?

除药物治疗外,丛集性头痛还可采用枕大神经阻滞术、蝶腭神经节脉冲射频、三叉神经节射频热凝、γ 刀放射治疗等一些微创介入治疗手段。

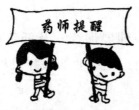

➤ 对预防丛集性头痛患者，建议作息时间规律，避免烟酒，日常活动避开耀眼强光，尽量少接触挥发性物质如汽油等，避开高海拔地区。

颈源性头痛的临床表现有哪些？

颈源性头痛的发病机制尚未完全明确，可能源自椎管内外病变。其疼痛首先发生于颈部或枕骨区域，随后可扩散至病变侧额叶、颞叶及眼眶部，以额颞区多见且最为疼痛；表现为慢性单侧头痛；为钝性、胀痛或紧张、牵拉样痛，无搏动性疼痛；颈部活动或劳累及处于不良姿势时可加重头痛；呈间歇性发作，可持续数小时乃至数日；颈部僵硬且活动受限，可伴有同侧肩部或手臂疼痛；大多数患者伴有恶心、头晕、耳鸣、恐惧症、畏光、视物模糊或睡眠障碍的症状。压顶可诱发或加重头痛。

颈源性头痛的治疗原则有哪些？

治疗颈源性头痛首选保守治疗方法，主要包括：药物治疗、物理治疗。其中初始治疗可以首选物理治疗，主要包括手法治疗（扳法、颈部肌肉松解法、整脊法）、特定训练疗法（颈肩关节及上肢伸展训练）及低负荷耐力运动治疗等，物理治疗需要选择至正规专业的医疗机构进行，此外需慎用正骨疗法，以免造成严重二次伤害。此外经皮神经电刺激疗法亦作为一种物理治疗方法，无创治疗，经证实对于颈源性头痛有效。颈源性头痛的特点是其对吲哚美辛、麦角胺、曲坦类药物均无效；而吗啡等药物亦效果欠佳。其他镇痛治疗药物的有效性还有待临床进一步证实。

 颈源性头痛常用的治疗药物有哪些?

颈源性头痛常用的治疗药物有以下几种。

（1）非甾体抗炎药。

（2）中枢性肌肉松弛药　替扎尼定、巴氯芬、盐酸乙哌立松等有一定的镇痛疗效。

（3）当合并有神经病理性疼痛时，可选择抗惊厥药物及抗抑郁类药物，主要包括：加巴喷丁、普瑞巴林、阿米替林、文拉法辛、度洛西汀等。

 颈源性头痛还有哪些其他治疗方法?

颈源性头痛在采用保守治疗无效时可考虑选择性神经阻滞、微创介入、外科手术治疗。基本治疗过程中还可联用中医疗法、心理疗法及其他康复治疗来增加疗效。其中手术疗法仅用于其他疗法均无效的顽固性颈源性头痛患者，通常不作为首选推荐。

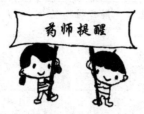

> ➤ 非甾体抗炎药和肌肉松弛药可以联合应用增加镇痛疗效，当明确合并有神经病理性疼痛时，也可以选择抗惊厥或抗抑郁类药物。但当前临床针对颈源性头痛的药物治疗有效性尚有待于进一步证实。在出现颈源性头痛时可优先考虑物理治疗。

> ➤ 生活中，保持良好的姿势，避免久坐或长时间伏案工作对于防治颈源性头痛尤为重要。此外，寒冷、潮湿时易加重颈源性头痛症状，日常需注意保暖，尤其是颈肩部位，避免空调、风扇直吹；屈颈、旋颈、亚历山大健身法等适当的颈部锻炼可有效缓解症状。此外颈源性头痛属"身心疾病"，适当的心理护理，包括深呼吸、冥想、自我催眠或生物反馈等有助于释放压力，缓解症状。

 几种常见原发性头痛应该如何鉴别？

几种常见原发性头痛的鉴别见表4-18。

表 4-18　几种常见原发性头痛的鉴别

项目	分类			
	偏头痛	紧张性头痛	丛集性头痛	颈源性头痛
家族史	60% 有家族史	没有明显家族史	没有明显家族史	没有明显家族史
周期性	可能与月经周期相关	无	周期性发作	间歇性发作
头痛性质	搏动性头痛	压迫感、紧箍感	尖锐、压榨、撕裂、烧灼样痛、非搏动性疼痛	钝性、胀痛或紧张、牵拉样痛，非搏动性疼痛
部位	多为单侧头部	多为双侧颞部、枕部或整个头部	单侧眼眶周围或颞部	单侧额颞部位及眼眶周围
疼痛程度	中重度	轻中度	重度、极重度	中重度
持续时间	4～72 小时不等	30 分钟至 7 日不等	15 分钟至 3 小时不等	数小时至数日
其他症状	畏声、畏光、恶心、呕吐	较少	同侧眼部流泪、结膜充血、流涕、眼睑下垂、水肿，或坐立不安、激惹症状	恶心、头晕、耳鸣、恐惧症、畏光、视物模糊或睡眠障碍及同侧肩部或手臂疼痛

 什么是药物过度使用性头痛?

药物过度使用性头痛（MOH）是在原发性头痛基础上，因长期、过度使用各种镇痛药物而引发的头痛（每月规律服用1种或多种可以对症镇痛的药物≥10～15天，具体取决于所使用的药物种类，连续服用超过3个月），常继发于偏头痛和紧张性头痛，被称为世界第三大头痛。

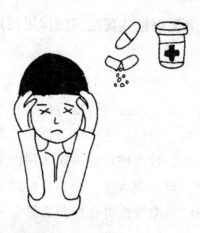

 药物过度使用性头痛的临床表现有哪些?

多数药物过度使用性头痛患者的症状与偏头痛相似，常合并有情绪障碍，如焦虑、抑郁等。

 药物过度使用性头痛的危险因素及诱发药物有哪些?

药物过度使用性头痛的危险因素包括：女性（女性患病率为男性2～4倍）、精神疾病、酒精、药物滥用家族史、高频率发作的头痛＋药物过度使用、生活方式等相关危险因素。

主要诱发药物包括：麦角胺、曲普坦类药物、对乙酰氨

基酚和非甾体抗炎药等解热镇痛药、阿片类药物、复方镇痛
药等的长期、过度使用。

 药物过度使用性头痛应该如何进行治疗?

目前药物过度使用性头痛的治疗主要包括：健康教育、
撤药治疗、桥接治疗、预防性药物治疗、非药物治疗。

(1) 健康教育　通过患者教育，告知其频繁、过度使用
急性镇痛药物与药物过度使用性头痛之间的关系，让患者主
动积极配合治疗，可一定程度上减少急性镇痛药物的摄入。

(2) 撤药治疗　多数患者在撤药后第 2～10 天出现戒断
症状，如头痛，伴恶心、呕吐、心动过速、低血压、睡眠障
碍、焦虑和紧张等。症状持续时间和严重程度与过度使用的
药物类型有关。出现戒断症状后可适当采用既往未使用过的
镇痛药物或其他对症处置治疗，如非甾体抗炎药（如萘普
生）、糖皮质激素（如泼尼松、甲泼尼龙）、苯二氮䓬类镇静
药物等，其中糖皮质激素仅限于其他治疗无效的严重性戒断
症状的短期应用，一般不超过 1 周。对于撤药后出现的偏头
痛急性发作，目前推荐采取与初始过度使用的镇痛药物不同
种类的镇痛药物如非甾体抗炎药或曲普坦类药物（舒马曲坦
等）单用或联合替扎尼定。撤药过程中患者如出现焦虑症
状，可适当应用抗焦虑药物，但应尽量避免使用超过 1 周。

(3) 桥接治疗　目的是把撤药症状最小化。主要包括镇
痛的非甾抗炎药，对症治疗恶心、呕吐的药物（如甲氧氯普
胺、茶苯海明、异丙嗪等），激素等。需注意的是应避免再

次应用已用的导致药物过度使用性头痛的药物品种，需选择其他的品种。

（4）预防性药物治疗 包括抗癫痫、抗惊厥药物托吡酯、丙戊酸钠、普瑞巴林，钙通道阻滞药氟桂利嗪，β受体阻滞药普萘洛尔，三环类抗抑郁药阿米替林、去甲替林，A型肉毒毒素等，需要根据具体病情选择。

（5）非药物治疗 枕神经阻滞、枕神经刺激、针灸治疗、心理治疗等，可减少头痛的发作频率，缓解疼痛程度。

 如何避免药物过度使用性头痛的发生？

为避免药物过度使用性头痛的发生，需养成良好规律的生活作息，工作生活中注意劳逸结合，稳定情绪，减少偏头痛及紧张性头痛的发生概率。在存在头痛的情况下一定要及时就医，确诊头痛病因，根据医生或药师的建议合理应用镇痛药物，切不可不遵医嘱长期依赖一种药物控制头痛。

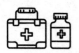

牙痛

某日上午，医院口腔科来了一位因牙痛就诊的张女士，其自述从两天前开始出现左侧下牙槽处疼痛，呈进行性加重。在家附近的牙科诊所检查未发现牙齿存在明显问题，开了几盒消炎药和镇痛药回家服用，但情况并未好转。当日上午疼痛加剧，张女士在朋友建议下来到医院就诊。医生经问

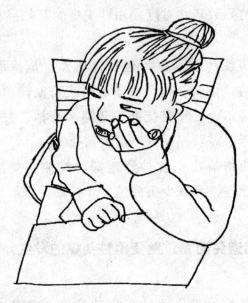

诊后，立即为其做心电图检查，检查结果令人震惊，张女士有心肌梗死，其牙痛亦是心肌梗死所致。幸好病情未贻误太久，并立即被收治入院行介入手术治疗，手术顺利结束，张女士牙痛也随之消失了。康复后张女士也感到十分后怕，原来小小的牙痛背后亦可能隐藏了较严重的病情。

 为什么心脏病会导致牙痛？

很多患者不了解，其实心血管疾病例如心绞痛患者是有可能产生牙痛症状的。我们都知道心绞痛典型症状为左前胸疼痛，可放射到左肩胛骨或左臂部，但还有一部分患者的疼痛会牵涉到左下颌或牙齿，表现为后牙区牙髓炎样疼痛。因此，心脏病基础史患者如出现左下颌剧烈牙痛时一定要及时就医，排除心绞痛导致的心源性牙痛。

146

牙痛可能是牙齿本身的病变引起，也可能是一些非牙源性疾病所表现的牙痛症状。如三叉神经痛、心血管疾病（如心绞痛、高血压）、炎症（颌窦炎）、带状疱疹、病毒性感冒、心理疾病（如抑郁症）等非牙源性疾病均可能引发牙痛症状。因此，出现牙痛时，建议首先到正规医院明确诊断，排除和治疗原发疾病，不可随意服用镇痛药物。

 为什么牙痛时脸部会肿胀？

当出现急性根尖周炎症或智齿冠周炎时，炎症可突破牙槽骨，进入牙床软组织及面部的组织间隙，造成颜面部肿胀，通过口腔科牙齿治疗，肿胀可逐渐消退。

 牙痛应该如何进行治疗？

对于牙齿本身引发的牙痛包括牙龈炎、牙髓炎、龋齿等。急性牙龈炎多伴有牙龈肿胀、发热；急性牙髓炎，特征是在没有任何刺激情况下出现的急性剧烈疼痛；龋齿严重或牙本质过敏时，冷热、化学物质、食物等刺激均可导致疼痛。

镇痛药物只能暂时缓解牙痛，而牙痛的基本治疗需要根据具体牙齿病变情况，确定病因后由医生制定治疗方案，包括补牙、拔牙、根管治疗等，并同时给予镇痛药以及消炎药来辅助治疗。常用的镇痛及消炎药物包括：阿莫西林0.5克/次，3次/日；甲硝唑0.4克/次，3次/日；布洛芬0.2克/次，

3 次/日。牙本质过敏性疼痛可进行脱敏治疗（包括药物脱敏和激光脱敏），也可以选择脱敏牙膏等。

此外，民间咬花椒、冰敷这些办法可麻痹神经，或许能暂时缓解疼痛，但疗效还有待进一步证实。

 如何正确保护我们的牙齿，避免牙痛的发生?

坚持每日餐后刷牙，及时去除残留菜屑及酸碱物质，减少对牙齿的刺激，并杀菌消炎。建议选用软毛牙刷，彻底清除牙垢的同时避免对牙釉质的损害。

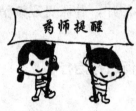

➤ 牙痛只是一种症状，有可能存在非牙源性病因，"牙痛医牙"并不科学。即使已经在家服用了镇痛药物或消炎药，也建议及时就医，明确牙痛病因，排除其他可能的诱因。

➤ 镇痛药物只能暂时缓解牙痛，除了非牙源性诱因外，牙痛可能由龋齿、牙龈炎、牙髓炎、牙齿过敏、牙隐裂等牙齿疾病引发，不及时就医治疗可能会诱发其他疾病，导致比较严重的后果。

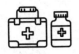

月经痛（痛经）

　　26 岁的许小姐每次月经期前三四天及月经期间均会感
到下腹部疼痛，腹部冷冷的，腰
骶部位坠涨感，严重时捧腹辗转
难安。男朋友此时会温馨递来一
杯热水，一个暖水袋，但收效甚
微，每次"大姨妈"来都成为许
小姐恐惧难熬的一周。长辈们告
诉许小姐，等结婚生了孩子就会
好转，不会再痛了。男友陪着许
小姐来到医院咨询，是否需要服
用镇痛药物，应该服用何种镇痛
药物。下文我们将为大家详细介绍。

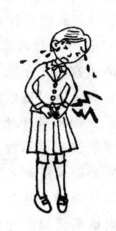

 痛经是怎么引起的?

　　女性同胞们常常存在有不同程度的痛经，据统计我国妇
女原发性痛经者约占 33%，其中疼痛严重影响到工作、生
活者约占 13%。很多女性每个月经期间总会有几天不舒服，
或轻或重。痛经是月经期间出现的下腹部疼痛，常伴有腰
酸、乏力、恶心、呕吐、腹泻等不适症状，部分疼痛剧烈者
会影响工作和日常生活。痛经通常发生于经期前几日或行经
期间，青春期的少女发生痛经的较多，很多发生在月经初潮

或初潮后 2～3 年。

痛经主要分为原发性痛经和继发性痛经两大类。

其中继发性痛经是由妇科疾病引起的痛经，子宫内膜异位症、子宫腺肌症、宫颈管狭窄、盆腔炎、生殖道畸形等均可引起痛经，首次疼痛常发生于在初次月经的 2 年以后。而原发性痛经和基础疾病无关，是由于子宫内膜合成的前列腺素（PG）增多引发疼痛。前列腺素可刺激子宫引起子宫过度收缩，从而产生下腹部痉挛样疼痛；而子宫过度收缩亦会造成子宫供血不足，缺血缺氧可进一步刺激神经元引发疼痛；交感神经的兴奋导致前列腺素进一步释放增加更加剧疼痛感。当前临床绝大多数痛经都属于原发性痛经。原发性痛经首次常发生于在首次月经或月经初潮 6～12 个月内。因此，出现痛经首先应该至正规医疗机构的妇科明确诊断，如果属于继发性痛经，应先治疗原发疾病，原发疾病治愈后，痛经自然可以得到有效缓解。痛经对于部分患者在结婚生育后可能会有所缓解，但还有一部分患者即使生育后仍存在经期疼痛。下文药物治疗内容主要针对原发性痛经的治疗。

 痛经的治疗药物有哪些?

痛经的治疗药物有非甾体抗炎药、口服避孕药、钙通道阻滞药、解痉药。

如何使用非甾体抗炎药治疗痛经？

非甾体抗炎药可以抑制前列腺素的合成，降低机体痛觉感受器对炎性刺激的敏感性，从而缓解痛经，镇痛疗效确切，是原发性痛经的一线用药。由于前列腺素在经期最初 2 天释放量最多，因此这类药物建议在月经前 2 天服药更有效。

临床常用药物包括布洛芬（芬必得）（200～400 毫克/6 小时）、双氯芬酸钠（25 毫克/8 小时）、萘普生、吲哚美辛（25～50 毫克/6～8 小时）等非甾体抗炎药。该类药物的主要副作用为胃肠道症状，所以，消化性溃疡者禁用。不建议长期服用，连续用药通常不超过 5 日。其中吲哚美辛由于对胃肠道刺激等不良反应较严重，建议采用直肠栓剂，纳肛镇痛。

 如何使用口服避孕药治疗痛经？

如果使用非甾体抗炎药效果不佳，可以考虑口服避孕药或联合用药。口服避孕药主要通过抑制排卵和子宫内膜增生，来降低前列腺素和加压素水平，从而缓解疼痛，更适用于同时需要避孕的痛经患者。口服避孕药对原发性痛经疗效确切，但需要较长时间持续服用或周期性服用，通常于经期第 5 日开始服用，每日 1 片，连服 22 日。

主要包括一些短效避孕药如屈螺酮炔雌醇片（优思明）、

炔雌醇环丙孕酮片（达英-35）、去氧孕烯炔雌醇片（妈富隆）、复方炔诺酮片、复方醋酸甲地孕酮片、复方炔诺孕酮片等。

　　口服避孕药可导致消化道不适、肝功能异常。35岁以上女性或伴有有糖尿病、高血压、血栓史及吸烟等高危因素者，需注意该类药物存在致血栓风险。

 治疗痛经的其他药物还有哪些？

　　（1）钙通道阻滞药　这类药物通过松弛平滑肌解除子宫痉挛性收缩、扩张血管改善子宫供血来缓解痛经。主要包括维拉帕米、硝苯地平和地尔硫䓬等。通常在痛经出现时服用。这类药物主要用于心血管疾病，因此它可能导致血压下降、心动过速、血管扩张性头痛及面部潮红。伴有心血管疾病患者应慎用或在医生指导下使用。

　　（2）解痉药　包括阿托品、颠茄浸膏片、氢溴酸山莨菪碱（654-2）、氯丙嗪等，这类药物可通过缓解子宫平滑肌痉挛而缓解疼痛，可在痛经出现时短期应用。

 痛经的其他缓解方法有哪些？

　　运动及热疗可以一定程度缓解痛经；此外，适当应用和补充姜汤、硫酸锌、鱼油、维生素 B_1、谷维素等亦能在一定程度上缓解痛经。其中适当补充谷维素可调节自主神经功能，改善经前期精神紧张。

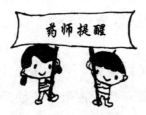

药师提醒

➤　某些妇科生殖系统疾病早期没有症状或症状较轻微，如约30％子宫腺肌症患者无任何临床症状。因此在出现痛经症状时应及时就医，至正规医疗机构检查，排除继发性痛经的致病因素，在明确诊断前不建议自行服用镇痛药物，以免贻误病情。

➤　经期应清淡饮食，少食辛辣、刺激、生冷食物，不饮酒，注意保暖，可以多喝红糖姜水。此外紧张情绪亦可引发前列腺素释放，加重疼痛感，因此建议保持心情放松、愉悦。

➤　非甾体抗炎药等镇痛药物能缓解疼痛症状而不能解除疼痛致病原因，且有明显的胃肠道刺激作用，应饭后服用且不宜长期服用，通常不建议连续使用超过5日。

 癌痛是由哪些因素引起的？

癌痛是一种复杂的疼痛综合征，其可能由病理与心理等多方面原因引发，主要由以下4个因素引起：

（1）肿瘤本身引起的疼痛，约占78.6％，包括肿瘤的浸润压迫所致疼痛，如肿瘤侵犯血管、神经、内脏、骨骼所致疼痛；颅脑肿瘤或肿瘤脑转移致颅内压升高引起头痛等。

（2）与肿瘤相关的疼痛，约占6％，如癌性膀胱炎，病理性骨折，空腔脏器穿孔、梗阻，长期卧床致压疮等引起的疼痛。

（3）肿瘤治疗引起的疼痛，约占8.2％，如手术引起的脏器粘连、瘢痕、神经损伤、幻肢痛；化疗引起的黏膜损伤、栓塞性静脉炎、周围神经病变、口腔炎；放疗后的局部损害、周围神经损伤、纤维化、放射性脊髓炎等。

（4）与肿瘤无关的疼痛，约占7.2％，如痛风、骨关节炎、脊椎关节强直、动脉瘤、糖尿病周围神经病变等引起疼痛。

 常用的癌痛治疗药物有哪些?

（1）解热镇痛药　主要有对乙酰氨基酚（扑热息痛）和非甾体抗炎药，如塞来昔布、双氯芬酸钠、布洛芬、吲哚美辛、美洛昔康、氟比洛芬酯等。这类药物适用于轻中度疼痛，或联合阿片类药物等用于中重度疼痛的治疗。此类药物对肝肾功能、胃肠道有刺激作用，癌痛患者需待医生及临床药师谨慎评估综合情况后使用。

（2）弱阿片类药物　主要包括可待因和曲马多，分别属于国家特殊管理的"麻醉、精神药品"。该类药物镇痛作用强于解热镇痛药，弱于强阿片类药物。其中可待因目前主要用于严重咳嗽的治疗，已较少用于癌痛治疗。

（3）强阿片类药物　属于国家特殊管理的"麻醉药品"，主要包括吗啡、氢吗啡酮、芬太尼、羟考酮等。该类药物是目前作用最强的镇痛药物，常用于中重度癌痛的治疗。

（4）复方制剂（由两种不同镇痛药组成配方）　如氨酚曲马多（组分：对乙酰氨基酚＋曲马多）、氨酚羟考酮（组分：对乙酰氨基酚＋羟考酮）、洛芬待因（布洛芬＋可待因）及氨酚待因（组分：对乙酰氨基酚＋可待因）。

（5）辅助镇痛药物　包括抗惊厥药物类药物如普瑞巴林、加巴喷丁，抗抑郁药物类药物如米氮平、阿米替林、度洛西汀、文拉法辛等，糖皮质激素类药物如地塞米松。

（6）骨转移性癌痛治疗药物　可抑制骨吸收、破坏，减轻疼痛。

① 双膦酸盐类如帕米膦酸二钠、唑来膦酸、伊班膦酸钠等。

② 降钙素。

 什么是癌痛三阶梯镇痛原则？

癌痛被列为最严重和最难治疗的疼痛之一，针对癌痛的治疗，早在 20 世纪 80 年代，世界卫生组织（WHO）即提出了癌性疼痛三阶梯镇痛治疗指南，根据疼痛程度将癌痛的治疗分三个阶梯实施，延续至今有了部分改进，但仍被临床列为癌痛规范化治疗的核心理念。

第一阶梯：主要包括对乙酰氨基酚和非甾体抗炎药等非阿片类药物。这类药物既往属于轻度癌痛的一线用药，但考虑到这类药物的肝肾毒性及存在药效封顶效应，且对于肿瘤患者这类药物可能会在联合化疗药物时明显增加药物毒性作用，因此当前临床建议对于需要长期应用对乙酰氨基酚或非甾体抗炎药的患者或日总剂量较高已达限制剂量时，应当考虑用小剂量阿片类药物代替。目前对乙酰氨基酚和非甾体抗炎药主要作为癌痛中的辅助镇痛药。

第二阶梯：主要包括可待因、曲马多等弱阿片类药物。但当前临床已逐渐弱化二阶梯用药，中度癌痛治疗中已大多被低剂量强阿片类药物（吗啡、羟考酮等）取代。因近年来的研究发现弱阿片类存在剂量封顶效应的缺陷，癌痛患者在应用一段时间后多数还是需要转换成强阿片类药物（吗啡、羟考酮等）。其中可待因本身就需要在肝脏内转化成为吗啡而起镇痛作用，已逐渐被吗啡取代，目前可待因更多应用于镇咳。而曲马多具有双重镇痛作用，目前仍部分应用于中度癌痛的治疗。

第三阶梯：主要包括以吗啡为代表的强阿片类药物，常用的还有羟考酮、芬太尼等等。镇痛作用强，无封顶效应，目前是临床中重度癌痛治疗的主要药物。

此外，在当前的癌痛治疗中，有部分患者因个体病情无法口服药物、无法耐受药物反应或常规使用药物镇痛疗效不佳情况下，临床上衍生出了癌痛的第四阶梯，主要包括神经阻滞、患者自控镇痛泵（PCA）等微创介入性操作，需要由疼痛科医师根据患者具体病情来评估和实施镇痛介入操作。

癌痛治疗药物有哪些特殊管理规定?

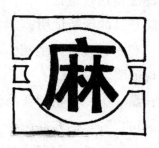

癌痛治疗中使用的阿片类药物属于麻醉药品和精神药品,是国家管制药品,其使用需严格参照国家相关法律法规,包括原卫生部印发的《麻醉药品、精神药品处方管理规定》(卫医发〔2005〕436号)和《处方管理办法》(中华人民共和国卫生部令第53号)。

癌痛患者常用的麻醉、第一类精神药品主要包括吗啡、氢吗啡酮、羟考酮、芬太尼、可待因等,第二类精神药品为曲马多。

根据相关国家法律法规,患者在就医开具这类药品时需要注意的事项如下:

(1)非住院患者

① 麻醉药品注射剂仅限于医院内使用,或者由医院派医务人员出诊至患者家中使用。即吗啡注射液、羟考酮注射液、氢吗啡酮注射液这些注射剂只能在医院内使用,不可以带回家使用。

② 使用麻醉药品非注射剂型和第一类精神药品的患者

需要每 4 个月复诊或者随诊一次。

③ 癌痛患者需要长期使用麻醉药品非注射剂型，并带出医院回家使用时，需要准备好以下材料到医院办理《麻醉药品、第一类精神药品使用登记证》：

a. 二级以上医院开具的诊断证明；

b. 患者户籍簿、身份证或者其他相关身份证明；

c. 代办人员身份证明。

未办理《麻醉药品、第一类精神药品使用登记证》的患者，在门急诊就诊时可以开具的药品限量为：麻醉药品、第一类精神药品注射剂（如吗啡注射液）处方为一次用量；其他剂型（如盐酸吗啡片、硫酸吗啡栓）处方不得超过 3 日用量；控释、缓释制剂（如硫酸吗啡缓释片、盐酸羟考酮缓释片、芬太尼透皮贴）处方不得超过 7 日用量。

已经办理《麻醉药品、第一类精神药品使用登记证》的患者在门急诊就诊时可以开具的药品限量为：麻醉药品、第一类精神药品注射剂（如吗啡注射液）每张处方不得超过 3 日常用量；控释、缓释制剂（如硫酸吗啡缓释片、盐酸羟考酮缓释片、芬太尼透皮贴）每张处方不得超过 15 日常用量；其他剂型（如盐酸吗啡片、硫酸吗啡栓）每张处方不得超过 7 日常用量。

（2）住院患者　麻醉药品和第一类精神药品处方每张处方为 1 日常用量。

（3）住院和非住院的所有患者，第二类精神药品（如曲马多）处方一般不得超过 7 日用量；在某些特殊情况下医生有明确注明理由，处方用量可适当延长。

如何正确使用口服镇痛药?

　　口服镇痛药主要有解热镇痛药(如对乙酰氨基酚、洛索洛芬钠、布洛芬、塞来昔布等非甾体抗炎药)、阿片类口服药物(如盐酸曲马多缓释片、盐酸吗啡片、硫酸吗啡缓释片、盐酸羟考酮缓释片等)、辅助镇痛药(如普瑞巴林胶囊、加巴喷丁胶囊、阿米替林片、米氮平片、度洛西汀、文拉法辛等)。

　　口服镇痛药服用期间的注意事项如下:

　　(1)镇痛药的服药方法需严格遵照医嘱或咨询药师后执行,切不可擅自增加、减少服药剂量或服药次数。

　　(2)镇痛药通常需按时服用,而不是疼痛难忍时才服药,按时服用镇痛药物才能使疼痛稳定控制。可根据患者的作息习惯,每日固定时间点服用。例如:盐酸曲马多缓释片通常每12小时服用一次,可定于每日早8时、晚8时服用,也可根据作息时间略做调整。

　　(3)非甾体抗炎药有许多存在一定程度的胃肠道刺激,需饭后服用,避免空腹服用。如洛索洛芬钠、阿司匹林、双氯芬酸钠等。

　　(4)口服药中的缓释、控释制剂如盐酸曲马多缓释片、布洛芬缓释胶囊、盐酸羟考酮缓释片、硫酸吗啡缓释片等,需吞服、不可嚼碎、不可化于水中。除盐酸曲马多缓释片可根据医嘱剂量从药品中间的刻度掰半片服用外,其他缓控释制剂不能掰开服用。

　　(5)辅助镇痛药(如普瑞巴林胶囊、加巴喷丁胶囊、阿米替林片、米氮平片、度洛西汀、文拉法辛等），此类药物服用方法和减量、停药方法需严格遵照医嘱或咨询临床药师，切不可擅自调整剂量、减量或停药，骤然停药会有风险。

 如何正确使用芬太尼透皮贴？

（1）选择合适的贴剂使用部位　贴剂贴于局部皮肤，却能发挥全身镇痛作用，而绝不是哪里疼痛贴哪里。

通常可选择在毛发较少、平整、出汗少、不受光线照射、摩擦较少的身体躯干或上臂皮肤表面贴用，如前胸、上臂处。如有毛发，可在使用前剪除（勿用剃须刀剃除）。

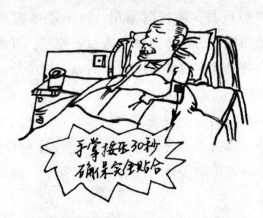

（2）具体使用方法　在使用贴剂前可用清水洗净贴用部位（不可以使用香皂、沐浴露等）。待皮肤完全干燥后打开贴剂包装，贴于皮肤并用手掌用力按压30秒确保贴剂与皮肤完全接触，尤其注意确认贴剂边缘部分完全与皮肤黏合，否则将影响药物吸收及镇痛疗效。如有贴剂松动，需使用绷带固定贴剂。

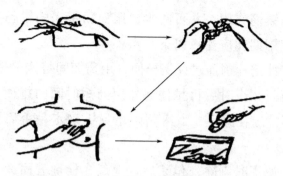

（3）注意事项

① 首贴建议早晨使用，便于医生和临床药师全天评估病情及疼痛改善情况。

② 贴剂起效略慢，通常需要 6～12 小时才发挥镇痛作用，期间可在医生及临床药师指导下备用其他短效镇痛药物控制突发疼痛。

③ 贴剂镇痛作用通常可维持 72 小时，可持续贴敷 72 小时，原则上 72 小时更换一次，部分患者可能只能维持 48 小时。换新贴时应更换贴敷位置，减少对皮肤的刺激和防止毛囊炎的发生，几天后方可在同部位上重复使用。

④ 贴剂禁止对折或剪切；贴剂使用期间，避免与热源接触，如热水袋、电热毯等。

⑤ 芬太尼贴剂可以持续贴用 72 小时。在更换贴剂时，应更换黏贴部位。几天后才可在相同的部位重复贴用。

 如何正确地使用栓剂进行镇痛？

镇痛药物除了口服、注射剂型外，还有栓剂，如吲哚美辛栓、双氯芬酸钠栓、硫酸吗啡栓等。栓剂通过直肠吸收，发挥全身镇痛作用，并可减少口服药物带来的胃肠道刺激的风险。使用期间应注意以下几点：

（1）使用栓剂前建议先排便，用药期间可能出现排便感，尽量在用药 2 小时后再排便。如用药短时间内排便，则根据疼痛控制情况在医生、临床药师指导下确定是否需要补塞入药物。

（2）使用时剥除外包装后，建议在栓剂表面涂一层食用油或水等润滑剂，以便顺利将栓剂塞入肛门。

（3）患者取侧卧位，下腿伸直，上腿弯曲膝盖。将栓剂的圆锥体对准肛门部位，用戴上指套的手指将栓剂推入直肠（深度约距离肛门口 2.5 厘米），确认栓剂不会滑出肛门，并保持侧卧位 15～20 分钟，确保药物吸收。

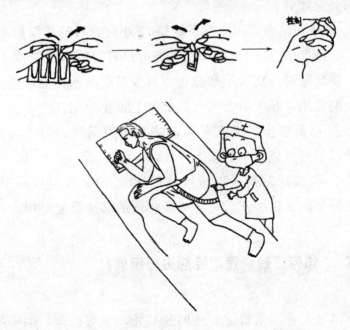

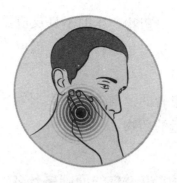

第五章　特殊人群的镇痛用药

 老年患者的镇痛用药有哪些特点？

根据世界卫生组织（WHO）的划分标准，年龄 65 岁以上者为老年人。老年患者常见的慢性疼痛主要包括骨骼肌肉病变导致的疼痛及肿瘤相关性疼痛。而老年患者慢性疼痛的特点主要有以下几点：

（1）生理功能性改变　老年人肝肾功能减退，机体对药物的代谢、排泄能力下降。对药物的反应性亦有对某些药物敏感性增加，有些药物则下降。

（2）合并慢性疾病及多药物治疗　老年人常常伴有心血管、肺、肾等慢性基础性疾病，且用药品种多，药物相互作用复杂，在选择镇痛药物时需慎重考虑。

（3）老年患者的依从性略差　老年患者多数因记忆力减退、视听力下降、易固执、偏见等因素导致其依从性略差。

（4）老年患者对药物产生的不良反应更加敏感。

（5）老年患者认知功能存在不同程度降低，有时无法准确意识、表达疼痛。

因此，老年患者的镇痛方案需要细致评估、个体化用药方案，选择最合适的药物。

 老年患者镇痛治疗的原则是什么？

老年患者镇痛治疗的原则有以下几项。

（1）对于慢性非癌痛的治疗，可以考虑药物治疗、康复理疗、心理治疗、微创治疗等多种方法。

（2）药物治疗为老年患者控制疼痛的基本治疗方法。给药途径应尽量选择非侵入性给药方法，首选口服给药。对于存在吞咽困难、肠梗阻等无法口服的患者，可以考虑透皮贴剂、直肠栓剂、口腔黏膜给药等方式。

（3）持续性疼痛，优先选择长效或缓释、控释制剂。

（4）对于75岁以上中度、中重度慢性疼痛老年患者，阿片类镇痛药物比非甾体抗炎药的长期应用更安全。75岁以上老年患者不建议使用非甾体抗炎药控制慢性疼痛。

（5）老年患者用药建议从低剂量开始给药，可根据疼痛控制情况逐渐增加剂量，尽量减少、避免产生药物不良反应。

 老年患者常用的镇痛药物有哪些？

老年患者常用的镇痛药物见表5-1。

表 5-1　老年患者口服镇痛药物

分类	镇痛药物	推荐起始剂量	注意事项
	对乙酰氨基酚	325～500 毫克/次或 500～1000 毫克/次	老年患者慢性非癌痛治疗最常用的药物之一,用于缓解轻中度疼痛。长期应用对肝肾功能存在影响,尤其是肝功能,可能会造成肝脏损害。最大剂量 4 克/日,建议每日不超过 2 克,镇痛疗程连续应用不超过 5 日
非甾体抗炎药			老年患者在应用非甾体抗炎药时建议加用质子泵抑制剂或 H_2 受体阻滞药。年龄 75 岁以上、心脑血管病史、肝肾功能不良、胃肠道疾病者避免应用非甾体抗炎药
	布洛芬	200 毫克/次,一日 3 次	避免与阿司匹林合用
	塞来昔布	100 毫克/次,每日 1 次	注意心血管风险
	双氯芬酸钠	50 毫克/次,一日 2 次或 75 毫克,每日 1 次	注意心血管风险
	萘普生	220 毫克/次,每日 2 次	心血管毒性作用相对较小
中枢镇痛药	曲马多	12.5～25 毫克/次	每日最大剂量 400 毫克
阿片类药物			

疼痛管理与合理用药

续表

分类	镇痛药物	推荐起始剂量	注意事项
	盐酸吗啡片	2.5～10 毫克/次,每日 3～6 次	主要用于癌痛爆发痛或突发性疼痛,避免用于持续性疼痛
	硫酸吗啡缓释片	小剂量起始,具体用药剂量请遵医嘱	主要用于癌性疼痛及其他中重度慢性疼痛的治疗
	盐酸羟考酮缓释片	小剂量起始,具体用药剂量请遵医嘱	主要用于癌性疼痛及其他中重度慢性疼痛的治疗
抗抑郁药物			主要用于神经病理性疼痛
	阿米替林	小剂量起始,具体用药剂量请遵医嘱	老年人对阿米替林敏感性高,尤其需注意心脏毒性作用,可致窦性心动过速、心室异位搏动、直立性低血压、心肌缺血甚至心源性猝死
	度洛西汀	小剂量起始,20～30 毫克/次,一日 2 次	常用于糖尿病周围神经痛的治疗及癌痛的辅助治疗
抗惊厥药物			主要用于神经病理性疼痛
	卡马西平	100 毫克/次,每日 1 次	其与多种药物存在相互作用,在医生或临床药师的指导下用药。用药期间需定期复诊监测血药浓度、肝肾功能、电解质等

续表

分类	镇痛药物	推荐起始剂量	注意事项
	加巴喷丁	100 毫克，睡前服用	小剂量起始，逐渐增加剂量
	普瑞巴林	50 毫克，睡前服用	

　　除以上药物外，当前临床有许多复方制剂包括氨酚曲马多片、洛芬待因片、氨酚羟考酮片、氨酚双氢可待因片等也广泛应用于临床，鉴于其多为两种不同类型药物的联用，请在医生或临床药师指导下合理应用。此外利多卡因贴剂、丁丙诺啡贴剂、芬太尼透皮贴等外用贴剂也是临床常用于老年患者的镇痛用药，根据疼痛综合评估及病情分析，由医生选择最合适的镇痛方案。

 儿童的镇痛用药特点有哪些?

　　研究显示，儿童疼痛的经历可能会对其造成持久性行为改变，还可能影响应激-激素系统。而儿童的生理特性又导致其对药物的清除、排泄能力有别于成人，因此个体化选择合适的药物、合适的剂量对儿童镇痛尤为重要。

　　儿童患者疼痛的特点如下。

　　(1) 儿童对疼痛的敏感性高于成人。

　　(2) 儿童对药物的清除能力与成人不同，且不断变化。

儿童镇痛治疗的原则是什么?

儿童镇痛治疗的原则有以下几项。

（1）儿童常用的镇痛治疗方案包括非药物治疗（音乐疗法、物理治疗、体位法、服用糖水、袋鼠式护理、非营养性吸吮等）、药物治疗（非甾体抗炎药、麻醉性镇痛药物）、神经阻滞等。

（2）儿童的镇痛治疗需要根据年龄、体重、生理特点选择个体化用药方案。

（3）采用不同药物联合应用或不同镇痛方法联合应用的多模式镇痛也广泛应用于儿童疼痛治疗中。药物联合主要包括对乙酰氨基酚＋曲马多、对乙酰氨基酚＋非甾体抗炎药、阿片类或曲马多＋非甾体抗炎药、阿片类药物＋局麻药、氯胺酮＋阿片类药物等，可以协同镇痛，减少每种药物的用药剂量，降低不良反应发生率。

 ## 儿童常用的镇痛药物有哪些?

儿童常用的镇痛药物见表 5-2。

表 5-2　儿童常用的镇痛药物

分类	镇痛药物	剂量	注意事项
非甾体抗炎药	对乙酰氨基酚	口服或直肠栓剂给药，具体剂量遵医嘱应用	是儿童常用的镇痛药物，新生儿亦可安全应用。可单独应用或联合非甾体抗炎药、可待因等应用。因可能掩盖发热情况，用于镇痛期间需监测体温

分类	镇痛药物	剂量	注意事项
非甾体抗炎药	丙帕他莫	15 岁以上按成人剂量	15 岁以下儿童,不建议应用;3 个月以下婴儿,禁用
			安全性有待于进一步证实
	布洛芬	口服 10 毫克/千克,间隔 6～8 小时一次	适用于＞6 个月儿童患者
	塞来昔布	1.5～3 毫克/千克,间隔 12 小时一次	适用于 1 岁以上儿童患者
	酮洛芬	1 毫克/千克,间隔 6 小时一次	适用于＞6 个月儿童患者
	双氯芬酸	1 毫克/千克,间隔 8 小时一次	适用于 1 岁以上儿童患者
中枢镇痛药	氯胺酮	注射应用,具体剂量遵医嘱	主要用于儿童麻醉镇痛
阿片类镇痛药	吗啡	口服、注射应用,具体用药剂量遵医嘱	用于术后镇痛、严重创伤等急性疼痛;癌性疼痛
	芬太尼	具体用药剂量遵医嘱	主要用于儿童麻醉镇痛
	舒芬太尼	具体用药剂量遵医嘱	主要用于儿童麻醉镇痛

　　此外,局麻药(布比卡因、罗哌卡因)也常用于儿童术后镇痛及慢性疼痛的诊断治疗。中枢镇痛药曲马多、可待因亦有应用于儿童镇痛,但鉴于部分超快代谢儿童患者,应用曲马多、可待因可能存在发生严重呼吸问题的风险,美国

FDA 禁止曲马多、可待因应用于 12 岁以下儿童。

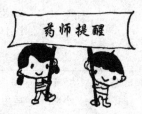

> 为确保安全用药，家长在为儿童选择镇痛药物前，应至正规医疗机构，在专业医生或临床药师的指导下选择合适的药物，不建议家长为儿童擅自选择用药。

 妊娠期镇痛用药有哪些特点？

妊娠期是胚胎、胎儿在母体逐渐孕育成熟的过程，主要分为孕早期、孕中期、孕晚期。孕早期为胚胎发育期，是指孕第 1 周到第 13 周的末期；孕中期胎盘已形成，是胎儿相对较为安全的阶段，指孕第 14 周到孕第 27 周的末期。孕晚期是指孕第 28 周至分娩。在妊娠期出现疼痛情况的孕妇，既需有效控制疼痛，还需慎重选择镇痛药物和镇痛方案，确保安全用药。

 什么是妊娠期用药的安全性分级？

为了区分妊娠期用药的安全性，各类药物在通过实验研究后被权威部门进行了安全性分级，当期应用最普遍的是美国食品药品监督管理局（FDA）的分级标准，分 A、B、C、D、X 五级，详见表 5-3。

表 5-3　妊娠期用药安全性分级标准

级别	分级标准
A 级	已证实安全性,妊娠期可以应用
B 级	动物实验中对胎儿无害,但未在人类研究,需权衡利弊后应用
C 级	动物实验证实药物对胎儿有危害(致畸或胚胎死亡等),尚未对妊娠妇女及动物进行研究。只有在权衡对孕妇的益处大于对胎儿的危害后,方可使用
D 级	明确证据证实药物对人类胎儿有危害(致畸等),仅在特殊情况(挽救孕妇生命或治疗其他药物无效的严重疾病)时考虑应用
X 级	孕妇禁用

 临床常用的镇痛药物的妊娠期安全性级别如何?

临床常用的镇痛药物的妊娠期安全性级别见表 5-4。

表 5-4　临床常用的镇痛药物的妊娠期安全性分级

分类	药物	妊娠期分级
解热镇痛药	对乙酰氨基酚	B 级
	布洛芬	B 级/D 级(孕晚期)孕妇禁用
	双氯芬酸钠(钾)	C 级/D 级(孕晚期)
	吲哚美辛(消炎痛)	B 级/D 级(孕晚期)
	美洛昔康	C 级/D 级(孕晚期)
	酮洛芬	C 级
	塞来昔布	C 级

分类	药物	妊娠期分级
解热镇痛药	萘普生	C 级/D 级(孕晚期)
	氟比洛芬	B 级/C 级(孕晚期)
阿片类药物及中枢镇痛药	曲马多	C 级
	丁丙诺啡	C 级
	可待因	C 级
	吗啡	C 级/D 级(临近分娩期长期大量使用)
	芬太尼	C 级/D 级(临近分娩时大量使用)
	羟考酮	B 级
	氢吗啡酮	C 级
其他类	加巴喷丁	C 级
	普瑞巴林	C 级
复方制剂	氨酚曲马多	C 级

 如何确保妊娠期镇痛治疗的安全性?

妊娠期镇痛治疗的安全措施主要有以下几项。

(1) 腰痛是妊娠期最常见的疼痛之一,可通过调整睡姿(左侧卧位为孕晚期最合适的睡姿,保持双膝、髋部弯曲)、舒缓运动如散步、使用支撑带等非药物疗法来缓解疼痛。

(2) 妊娠期镇痛药物中并没有绝对安全的药物,相比其他药物,对乙酰氨基酚对于孕妇相对较为安全,但仍不能完全排除胎儿风险,孕期经常使用对乙酰氨基酚亦可能于幼童时期哮鸣音或哮喘相关；孕晚期应用还可能导致动脉导管期前收缩。因此妊娠期妇女需要在专业医生或临床药师指导下谨慎使用。

（3）除对乙酰氨基酚外，妊娠期应尽量避免应用其他镇痛药物，其中非甾体抗炎药孕早期使用可能会增加自然流产风险，孕中期应用可能与先天性隐睾症相关，孕晚期应用则会导致动脉导管过早闭合，可致新生儿肺动脉高压。美国食品药品监督管理局（FDA）建议孕晚期（28周后）应避免应用非甾体抗炎药。阿片类镇痛药物的应用可能会引发戒断症状及新生儿呼吸抑制，仅当对乙酰氨基酚效果不佳时考虑应用。而妊娠期使用糖皮质激素亦可增加胎膜早破、宫内生长受限的风险。

 哺乳期镇痛用药的特点有哪些？

哺乳期的用药安全也是产妇及家属较为关注的一项，许多药物可通过乳汁直接影响宝宝，而产妇如果存在疼痛无法有效控制的情况，亦会影响乳汁的分泌，因此对于存在疼痛情况的产妇如何进行镇痛药物的选择显得尤为重要。

 什么是哺乳期用药的安全性分级？

为了区分妊娠期用药的安全性，各类药物在通过实验研究后由权威专家进行了安全性分级，哺乳期用药的药物分级目前最常用的是美国Hale教授提出的L分级法，详见表5-5。

表 5-5　哺乳期用药安全性 L 分级法

级别	安全性
L1	最安全,可以应用
L2	较为安全,可以应用
L3	中等安全,权衡利弊后应用
L4	可能危险,仅在孕妇危及生命情况下考虑应用
L5	禁忌

 临床常用的镇痛药物的哺乳期安全性级别?

临床常用的镇痛药物的哺乳期安全性级别见表 5-6。

表 5-6　临床常用的镇痛药物的哺乳期安全分级

分类	药物	哺乳期分级
解热镇痛药	对乙酰氨基酚	L1
	布洛芬	L1
	双氯芬酸钠(钾)	L2
	吲哚美辛(消炎痛)	L3;哺乳期禁用
	美洛昔康	L3
	塞来昔布	L2
	萘普生	L3
	氟比洛芬	L2
阿片类药物及中枢镇痛药	曲马多	L3
	丁丙诺啡	L2
	可待因	L4
	吗啡	L3
	芬太尼	L2

续表

分类	药物	哺乳期分级
阿片类药物及 中枢镇痛药	羟考酮	L3
	氢吗啡酮	L3
其他类	加巴喷丁	L2
	普瑞巴林	L3
复方制剂	氨酚曲马多	L3

 如何确保哺乳期镇痛治疗的安全性?

确保哺乳期镇痛治疗安全的措施如下：

（1）对乙酰氨基酚、布洛芬是当前哺乳期母体较为安全的镇痛药物。

（2）曲马多和阿片类镇痛药物

① 哺乳期不宜使用曲马多镇痛。

② 哺乳期使用阿片类镇痛药物可能影响婴儿觉醒度和吸吮活力，因此哺乳期应用阿片类药物应限制在控制急性疼痛所需最低有效剂量和最短疗程，一旦疼痛程度允许，应停止使用或改为非阿片类药物。

③ 可待因、哌替啶（杜冷丁）、羟考酮不推荐应用于哺乳期妇女，哺乳期使用可待因可导致4日后婴儿中枢神经系统抑制；而哌替啶可导致新生儿发生剂量相关性镇静。羟考酮亦有少量可进入母乳，可能导致新生儿镇静。

④ 在阿片类镇痛药物中，美国儿科学会药物委员会认为哺乳期应用布托啡诺、吗啡、氢吗啡酮优于其他阿片类镇

痛药物。

（3）非甾体抗炎药中的选择性 COX-2 抑制剂（如塞来昔布等）可经乳汁排泄，不建议应用。

（4）糖皮质激素如泼尼松或泼尼松龙摄入母乳量少，对婴儿影响相对较小。

药师提醒

➤ 考虑到妊娠期、哺乳期的药物应用需尤为慎重，因此建议孕妇、产妇在使用镇痛药物前，应至正规医疗机构，由专业医生或临床药师通过利益-风险评估来确定选择应用最合适的药物，不建议孕妇、产妇擅自用药。

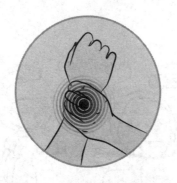

第六章　疼痛治疗中的
常见认识误区

 疼痛是不是可以忍着?

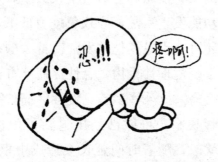

　　李阿姨 53 岁，因外伤致骨折入院，术后当晚，虽然有镇痛泵，但她还是觉得有些胀痛难忍。值班医生欲给予镇痛药物，但李阿姨拒绝了，强忍到凌晨才接受。李阿姨认为镇痛药存在副作用，疼痛忍忍就好了。

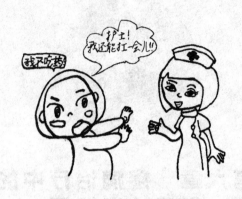

　　在临床上，有许多患者持相似的观念，遇到疼痛，往往靠意志力忍住，实在熬不住才勉强就医。次日，临床药师对其进行了用药教育，告知其疼痛不能忍。我们中国的传统文化一直将坚韧、忍耐作为一种良好品质，然而对于疼痛的忍耐却往往延误了很多疾病的最佳诊疗时机，贻误病情。世界卫生组织明确提出："急性疼痛是症状，慢性疼痛是疾病"，疼痛不仅影响睡眠，使患者生活质量大大下降，还会使人体各器官系统的功能发生紊乱，导致免疫力低下，严重影响康复进程的同时还可能引发其他并发症。持续的疼痛刺激还可引发中枢神经系统病理性重构，急性疼痛就有可能发展为难以控制的慢性疼痛。此外许多常见慢性疼痛如颈椎病、颈椎间盘突出、椎管狭窄，可能已经压迫到了颈神经，甚至脊髓，强忍着不就医，随着时间延长会造成中枢神经的缺血，或脊髓压迫，甚至可能进一步导致肢体的功能损害等患者担心的镇痛药物的副作用，在严格遵医嘱使用情况下，都是在可控范畴的，临床药师和医生都会根据患者不同的病情个体化镇痛用药方案，会把药物副作用风险最小化。

按照网上搜索结果去药店购买镇痛药物的做法可行吗？

部分患者在出现身体疼痛时，会自行判断或在网上搜索相关信息后，前往药店购买一些镇痛药物自行服用镇痛。这样的做法其实存在较大风险。首先，网上的很多与药物治疗相关的信息往往未经查证，可信度较低，而每位患者的疼痛病因亦不尽相同，需注意很多疼痛源自不同的疾病。"头痛医头，脚痛医脚"是错误的认识。许多疼痛是身体给我们的一个警示信号。例如有些头痛不仅是头痛，可能是脑出血、动脉瘤；胸痛也可能是急性心肌梗死、肺栓塞等；而看似普通的后背部疼痛，亦可能存在各种疾病因素，有可能是颈椎疾病，肾脏疾病也同样可能导致后背部的肌肉疼痛感，此外还有心脏疾病亦可导致疼痛放射至肩背部。因此，作为非医务人员，在没有明确疼痛原因、没有明确诊断时切不可混乱用药，以免延误病情，造成严重后果。建议出现各类不明原因疼痛时，及时就医，到正规医疗机构明确诊断非常重要，患者切不可主观臆断病情，以免延误病情。应在医生和药师的用药指导下，合理应用镇痛药物。

为什么镇痛药物要按时服用？

　　张大爷初诊肿瘤晚期，经过治疗后回家休养，医生根据其疼痛情况给他开具了盐酸羟考酮缓释片，并嘱其按时服用。半个月后至门诊复诊时，诉疼痛控制差，导致晚上睡眠差，临床药师经过询问了解到，张大爷回家后并未按医嘱按时服用镇痛药物，而是简单地认为"疼得厉害了就吃一粒，不痛就不用吃了"。这是导致他疼痛控制差的最大原因。

　　很多患者都知道高血压药物、降糖药物必须按时服用才能稳定控制血压、血糖水平，起始疼痛治疗药物也需要按时、定时服用，才能维持稳定的血药浓度，从而稳定、有效地控制疼痛，尤其是慢性疼痛（癌痛等）。如果仅是"疼得厉害了才吃镇痛药物"，则药物的血药浓度忽高忽低，疼痛将无法得到有效控制，严重影响睡眠和生活质量。

　　"按时用药"是临床规范化镇痛治疗的原则之一，按时用药能确保疼痛得到持续控制，待疼痛原发病因得到治疗和控制时，可在医生或临床药师的指导下，逐渐减量直至停药，不可自行随意调整剂量，此外不能骤然停药，尤其是包括阿片类药物及其他镇痛药物骤然停药可能导致戒断综合征及其他不良反应。

　　因此，疼痛患者到正规医疗机构，在专业医生或临床药师的指导下，按时、按剂量、遵医嘱服用相关镇痛药物，可以在保证镇痛疗效的同时，最小化药物的不良反应，达到安全、合理用药。

 不小心漏服了镇痛药物该怎么办？

　　镇痛药物属于特殊的一类药物，只有按时、定时服用才能平稳血药浓度，从而稳定控制疼痛。首先我们可以采用一些措施来防止漏服药物，如果还是不小心漏服了镇痛药，如果发现超过服药时间很短（半小时内），可以及时补服一剂，否则无需专门再补充，可等到下次服药时间正常按原剂量服用，切不可一次服用两次的剂量；期间如出现暴发痛（癌痛患者），可遵医嘱按暴发痛处置原则处理。

防止漏服药物的小贴士：

（1）选长效缓释、控释制剂类药物　中老年人记忆力下降，除请家人帮助提醒外，对需要长期服药的慢性疼痛，可选择长效的缓释、控释制剂类药物，减少给药次数，避免漏服药物。

（2）可采用手机等电子设备设置提醒用药。例如，患者可以在手机的闹钟或备忘录功能中设定每次的服药时间，这样，闹钟一响，能提醒患者该服用药物了。

（3）使用小药盒　可以使用分类药盒，早、中、晚用不同的颜色分开，由家人协助老人将每日需服用的药物按量分类装好。还可以设计服药表格，用颜色鲜艳的笔标注日期、药名及服药时间，服用一次药物，可于相应位置打钩。清晰明了，避免漏服或重复服药。

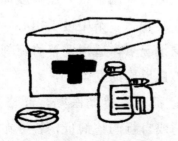

服用阿片类镇痛药物会成瘾吗?

临床上经常会遇到,有些慢性(癌性)疼痛患者因为需要长期使用阿片类镇痛药,就对这类药物存在这样的疑问——服用阿片类药物到底会不会成瘾?为什么癌痛患者在一开始使用一定剂量阿片类药物时很有效,一段时间后需要增加给药剂量才能缓解疼痛,是上瘾了吗?

事实上,在正常的临床给药剂量下,阿片类药物成瘾的发生率微乎其微(仅 0.03%)。此外,疼痛还是成瘾性的天然拮抗因素,在患者存在疼痛的情况下,使用阿片类药物出现成瘾性可能性极低。而当前临床常用于慢性(癌性)疼痛治疗的口服缓释、控释制剂如盐酸羟考酮缓释片、硫酸吗啡缓释片及透皮贴剂如芬太尼透皮贴等在正常剂量、按时用药的给药情况下,血药浓度平稳,不会产生过高的峰值血药浓度,成瘾依赖性更低。

在慢性(癌性)疼痛患者服用或使用阿片类药物一段时间后,可能需要在医生的指导下增加药物剂量。这并不是产生了成瘾性,而是因为疾病导致疼痛程度加重或机体对药物产生了耐受性。此时,患者不用过于担心,医生和临床药师会在综合评估疼痛情况下,适当调整给药剂量以达到最佳镇痛疗效,并降低不良反应的发生。

因此,广大患者只要遵循医嘱,严格按剂量、按时服用,避免骤然停药或自行调整剂量,就可在稳定控制疼痛的同时,显著降低发生成瘾的风险。

号称有效的"偏方""秘方""小广告"可信吗？

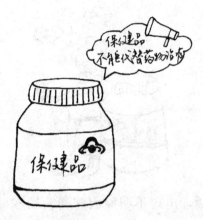

　　有部分患者在出现疼痛或其他疾病症状后，会听信一些"小广告"宣传的号称"疗效奇佳"的"神药"，以及所谓祖传的"偏方""秘方"等。需知这些号称包治百病的"神药"，有许多是属于保健品类，并不属于药品，也就是它们对疾病没有治疗作用。大家可以仔细查看药品外包装即可区分，标注有"国药准字×××××"即为真正的药品，对疾病有治疗作用；而广告宣传的往往属于保健品，标识为一个蓝帽子并标有"卫食健字×××××"或"国食健字×××××"，保健品并没有治疗作用，一些无良商家为了利益任意夸大保健品功效，推上"神坛"。许多患者（尤其是患有慢性疾病的老年人）意识薄弱，听信广告而上当受骗。而另一些所谓祖传"偏方""秘方"中的成分亦是鱼龙混杂，许多持有"偏方""秘方"的人员也并没有行医资格，有些可能会让疼痛或其他疾病暂时缓解让患者觉得"立时有效",但其中往往不合规掺入许多处方药品,很多成分不明,如若随意滥用或长期应用,不仅可能贻误病情,还很可能导致患者肝肾功能损害,甚至造成严重后果。

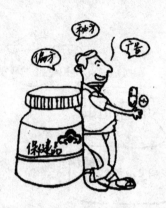

还是那句话,出现不明原因疼痛,切不可胡乱相信"小广告"或者"江湖游医"的"偏方""秘方",应去正规医疗机构,及时就医,明确诊断,合理用药。

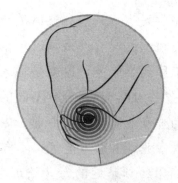

附录 了解临床药师

 什么是临床药师?

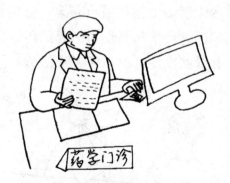

在很多患者眼中，药师可能只是在窗口为广大患者提供配药服务的工作人员，但随着时代的变迁及广大患者和临床医生的需求，除药品供应发放等工作外，已经有一部分药学人员开始深入临床，如参与临床治疗用药指导，协助临床医生根据患者的个体化情况选择最安全、有效的药物，提高疗

效、降低毒副作用的发生率，提高整体治疗水平。临床药学最早发源自美国，目前已经有许多国家包括我国，已经开展以患者为中心的临床药学服务，这就是临床药师。

临床药师和医生一样，都划分有不同的专业，目前我国开展较多的临床药师专业有抗感染专业、内分泌专业、疼痛药物专业、心血管专业、肿瘤专业等。不同专业临床药师都需要经过卫健委临床药师基地的专业培训考核后方能上岗。所以为患者提供药学服务的临床药师们都有较强的专业能力，可以更好地为患者提供药学服务。

 临床药师主要做哪些工作?

（1）在医生明确患者诊断后，临床药师们依据自己的专业特色，协助医生制定个体化用药方案，包括药物遴选及合理用药，避免和减少药物相互作用引起的不良反应，使患者得到最合理、有效的治疗，提高患者生活质量。

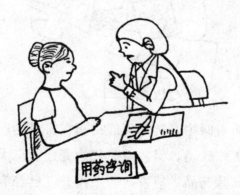

（2）开展药学信息与咨询服务，对患者及临床医生进行用药教育，宣讲，促进安全、合理用药。如许多大型医院已

开展药学门诊，由经过专业培训考核且经验丰富的临床药师坐诊，提供用药咨询，评估药物-药物或药物-食物相互作用带来的风险，使患者治疗用药方案的风险最小化，实现安全用药、合理用药。此外医院临床药师团队还定期深入临床，对医生和护士进行针对性的药学专业内容宣教，提高临床治疗用药水平，促进临床合理用药。

（3）日常工作中还会进行相关的临床药学研究，为临床提供科学的监测或实验数据，进一步实现个体化用药，促进临床安全、合理用药。

（4）临床药师还参与查房和会诊，并参加危重患者的救治和病案讨论，对药物治疗方案给予药学建议。

（5）结合临床用药，开展药物评价和药物利用研究。

（6）对特殊患者如高龄、伴发多种疾病、肝肾功能不良等的治疗用药方案给予临床药学建议。

临床药师可以为疼痛患者提供哪些帮助？

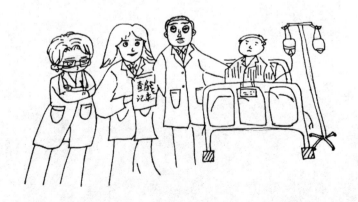

　　疼痛药物专业的临床药师在患者入院初期会配合医护人员对患者做好专业的疼痛评估、评分，评估患者的疼痛部位、疼痛病因、疼痛强度等，在医生明确患者的诊断后，会根据患者的既往史（用药史、过敏史等）、现病史、伴发疾病、年龄、肝肾功能及疼痛评估、评分，协助医生对患者制定个体化的疼痛治疗用药方案，并在实施用药后持续监护患者疼痛变化情况及用药后的反应，为后续用药调整提供建议，帮助患者在最短的时间内安全、有效地管控疼痛，提高患者生活质量。